Erotisierte Darstellungen hysteroepileptischer Frauen

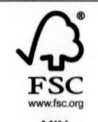

Erotisierte Darstellungen hysteroepileptischer Frauen

Werner Brück

Bibliografische Information der Deutschen Nationalbibliothek
Die Deutsche Nationalbibliothek verzeichnet diese Publikation in der Deutschen
Nationalbibliografie; detaillierte bibliografische Daten
sind Internet über http://dnb.d-nb.de abrufbar

© by recenseo / Werner Brück
www.recenseo.de
Herstellung und Verlag: Books on Demand GmbH, Norderstedt
ISBN 978-3-8370-6917-4

Inhaltsverzeichnis

Kapitel 1

Vorbemerkung

Dem Neurologen Jean Martin Charcot (1825-1893) oblag die Leitung der Salpêtrière, der zum *fin de siècle* führenden Nervenklinik. Mir geht es um die Darstellung der Forschungsergebnisse. In der *Iconographie photographique de la Salpêtière* aus den 1870er Jahren wurden *hystéro-epileptische* Fälle in Texten und Fotografien dargestellt, die in Beschreibungen und Interpretationen zu untersuchen sind.

Fotografie gilt uns als Mittel der medizinisch-wissenschaftlichen Fallbetrachtung. Die Engführung des Mediums mit dem Forschungszweck nobilitiert die Fotografie und führt die Forschung einer erotisch interessierten Öffentlichkeit zu. Die Rolle der Fotografie hing auch von deren Möglichkeiten ab, die in der zweiten Hälfte des 19. Jahrhunderts durch den Gebrauch des Kollodiumnassverfahrens und dann der Trockenplatte mit Bromsilbergelatine erweitert wurden. Der Gebrauch des Ateliers beförderte die ästhetische Professionalisierung als unverzichtbare Basis für die komparative Betrachtung. Kontrollierbarkeit, Vergleichbarkeit, Gestaltbarkeit der Aufnahmen konstituierten erst den Forschungsgegenstand. Ins Auge fällt die aktive Bildgestaltung, eine den literarisch aufbereiteten Observationen entsprechende bildkünstlerische Inszenierung. Damit wird die *Iconographie photographique de la Salpêtière* zu einem Paradigma moderner Wissenschaftspropaganda, die doch auf einer geschickten Nutzung literarischer und bildkünstlerischer Gestaltungsmittel gründet. Hier ist Wissenschaftsgeschichte Kunstgeschichte!

Um die Gestaltungsmittel adäquat würdigen zu können, muss die literarische Gestalt des *Iconographie*-Textes und die Gestalt des Bildmaterials untersucht werden. Man wird in diesem Büchlein also eingehendere Beschreibungen finden, die ästhetische Aspekte hervorheben, versammeln und voneinander scheiden sollen. Darin herrscht Emanzipation in der Betrachtung, die natürlich zur Kritik bisheriger Schriften führt. Und dies sei auch anzumerken, dass nämlich der Begriff der *Iconographie* im medizinischen Gebrauch des ausgehenden 19. Jahrhunderts vor allem eine mehr oder weniger typologische Bildersammlung bezeichnet, weniger eine kunsthistorische Teilwissenschaft des Werke- und Motivvergleiches über Jahrhunderte hinweg, auch wenn Charcot solche Bezüge durchaus, jedoch in anderen Publikationen, suchte. Das kann nur zur Folge haben, dass meine Ausführungen keine ikonographischen Motivvergleiche zu früheren Kunstwerken anstrengen, sondern sich vielmehr auf die formale Text- und Bildgestalt konzentrieren.

Kapitel 2

Spekulationen

2.1 Die Salpêtière um 1875

Die Pariser Salpêtrière wurde am 27.04.1656 eingerichtet.[1] Der Ort diente vorher als Fabrik- und Lagerstätte für Salpeter. Im Zuge derselben Baumaßnahme wurde auch der Invalidendom errichtet, in dessen zugehöriger Anstalt im Hôtel des Invalides Kriegsversehrte kostenlos versorgt wurden. Das diente scheinbar humanen Zwecken. Doch hier wie in der Salpêtière bot sich die Gelegenheit, Paris vom Elend zu säubern. In der Salpêtière wollte man insbesondere die soziale Unterschicht mit ihren Ausgestoßenen, Obdachlosen, Bettlern, Tagedieben, gefallenen Mädchen, Prostituierten der stark wachsenden Stadt verwahren.[2] Die Salpêtrière stellte eine kleinen Staat im Staate dar, mit eigenen Regeln, und mit Frauen. Die Salpêtrière nahm vor allem Frauen auf. In den 1870er Jahren, zum Zeitraum, auf das sich unser Interesse wendet, betrug deren Zahl mehrere Tausend.[3] Die Salpêtriè-

---

[1] Vgl. Carrez, Jean-Pierre: Femmes opprimées à la Salpêtrière. Paris,2005, in der Folge Carrez (2005).

[2] Vgl. Carrez (2005), S. 9ff. Dort gibt der Historiker Auskunft v.a. über die Zeit zwischen 1656 bis 1791.

[3] Vgl. Dazu den in der Folge eingehender zu besprechenden Kunsthistoriker Didi-Huberman in: Didi-Huberman, Georges : Erfindung der Hysterie. Die photographische Klinik von Jean-Martin Charcot. München, 1997 (frz. Erstausgabe 1982), hier Didi-

re war also die Pariser Verwahranstalt für Frauen, die sich nicht den gesellschaftlichen Forderungen fügten, Asoziale in den Augen ihrer Zeit, die vielleicht nur körperliche Missbildungen, Geschlechtskrankheiten, Epilepsien aufwiesen, bis ins hohe Alter ohne Mann blieben, die einfach nicht ins Schema passten.[4]

Mit dem Nervenarzt Philippe Pinel (1745-1826) setzten ab 1794 Verbesserungen ein, ebenso durch vorangegangene Eingaben Jean Colombiers (1736-1789), des Generalinspektors der Hospitäler und Gefängnisse im Frankreich um 1780, der eine Salpêtrière vorschlug, die sich gesellschaftlich nützlicher auswirken sollte.[5] Pinels Arbeit als Leiter der Abteilung für Geistesgestörte bewirkte die Anerkennung geistiger Störungen als Krankheiten.[6]

Dann kam Charcot. Der 23-jährige Jean-Martin begann 1848 an der Salpêtrière, übernahm 37-jährig im Jahr 1862 die Leitung der neu gegründete Abteilung der nicht geisteskranken Epileptiker- und Hysterikerinnen. Diese beiden Gruppen trennte man zu jenem Anlass von den wirklich Geisteskranken. Der Umstand, dass beide Gruppen konvulsive Krisen zeigten, führte sie in der Organisation der Klinik zusammen.[7] Bis Jean-Martin Charcot allerdings 1872 zum Pro-

---

Huberman (1997), S. 22-24, in Bezug auf: Losserand, J: Épilepsie et hystérie. Contribution à l'histoire des maladies. -in: Revue française de psychanalyse. XLII, Nr. 3, S.411-438.

[4] Zu den Lebensumständen dieser Frauen vgl. Carrez (2005), S. 145-196.

[5] Vgl. Carrez (2005), S. 201.

[6] Pinel, Philippe: Traité médico-philosophique sur l'aliénation mentale, ou La manie. Paris, 1801; vgl. dort die Loslösung vom Konzept einer Geisteskrankheit als Störung des Verstandes, schon in der Einleitung S. V-LVI, die, so vom Menschenfreund Pinel vehement vertreten, dessen Mythos begründete, zusammen mit einem Gemälde von Robert-Fleury, Tony (1838-1911): Philippe Pinel befreit die Verrückten der Salpêtrière. 1878. Öl auf Leinwand, Paris, Hôpital de la Salpêtrière, und weitere, später wieder aufgelegte Publikationen, vgl. z.B. Pinel, Philippe: La Nosographie philosophique ou méthode d'analyse appliquée à la médecine. 2 Bde. Paris, 1798. Ders.: La médecine clinique rendue plus précise et plus exacte par l'application de l'analyse: recueil et résultat d'observations sur les maladies aigües, faites à la Salpêtrière. Paris, 1804. Siehe auch Pichot: P.: Zum *Mythos Pinel*. -in: Der Nervenarzt. DB 73, Nr. 3, März 2002, S 301-302.

[7] Didi-Huberman interpretierte hierein eine externe Zwangsläufigkeit des forschenden Interesses Charcots, der so »ohne es zu wollen, gezwungen durch den Lauf der Dinge, ganz in die Hysterie eintauchen musste.« Didi-Huberman (1997), S.26, zitiert durch Didi-Huberman nach Guillain, G. : Jean-Martin Charcot (1825-1893). Sa vie, son oeuvre. Paris, 1955, S. 134-135. Unbedingt ist dieser formulierte Zusammenhang jedoch

fessor für anatomische Pathologie[8] ernannt wurde, sollten noch zehn weitere Jahre vergehen, in denen er seine Anschauungsbasis erweiterte und seinen Gang an die wissenschaftliche Öffentlichkeit vorbereitete. Schon - oder erst - 1865 publizierte Charcot zur Hysterie.[9] Aus der zweiten Hälfte der 1860er Jahre sind erste Aufzeichnungen über eine dozierende Tätigkeit Charcots erhalten.[10] In den darauf folgenden Jahren wandte er sich verstärkt, immer dienstags und freitags, Lähmungserscheinungen, Sensibilitätsstörungen, Nervenerkrankungen und der Epilepsie zu. Am 04. Juni 1872 sprach er dann in einer *leçon du mardi* am Humanbeispiel einer gewissen Justine Etchevery über das seit längerem beobachtete Krankheitsbild der *Hystéro-Epilepsie*, nachdem der Krieg von 1870-1871 die wissenschaftliche Tätigkeit behindert hatte.[11]

Im zeitlichen Zusammenhang zu dieser akademischen Selbstfindung Charcots steht die Entwicklung der Fotografie als dokumentarisches Medium. Das bildnerische Ausdrucksmittel wurde in den Jahren ab 1860 verstärkt zur medizinischen Kommunikation über abgehandelte Fälle benutzt. 1869 erschien die *Revue Photographique des hôpitaux de Paris*. Sie hatte das aufregende Ziel, die interessantesten Fälle aus Pariser Spitälern zu versammeln[12] zu publizieren. Die Veröf-

---

nicht: Charcot begann nicht als 37-jähriger, sondern 1848 im Alter von 23 Jahren an der Salpêtrière. Er dürfte also ausreichend Gelegenheit dazu gehabt haben, die Forschungsgegenstand kennen zu lernen oder gar auf die beschriebenen Einteilungen Einfluss zu nehmen.

[8] Didi-Huberman (1997), S. 26; vgl. dagegen die Nennung des Jahres 1870 in: Lexikon der Naturwissenschaftler. Berlin, Oxford, 1996, abgekürzt mit LdN (1997), hier LdN (1997), S. 84.

[9] Vgl. hierzu Gauchet, Marcel ; Swain, Gladys : Le vrai Charcot: les chemins imprévus de l'inconscient. Paris, 1997, in der Folge abgekürzt mit Gauchet / Swain (1997), hier Gauchet / Swain (1997),S. 38ff. Diese geben als Beginn der freien Forschungstätigkeit Charcots das Jahr 1866 an.

[10] Vgl. den Hyperlink http://charcot.bum.jussieu.fr (Stand 02.10.2008), dort fotografische Abbildungen der Manuskripte und umfassende Sammlung originaler Publikationen.

[11] Gauchet / Swain (1997), S. 41f, geben das Jahr 1870 als Stichjahr für die erste öffentliche *leçon* über die Hysterie an. Zu Justine Etchevery: Nicolas, Serge: L'hypnose: Charcot face à Bernheim: l'école de la Salpêtrière face à l'école de Nancy. Paris, 2004, in der Folge abgekürzt mit Nicolas (2004), hier Nicolas (2004), S. 12.

[12] Delahaye, A. (Hrsg.): Revue Photographique des hôpitaux de Paris. Paris, 1869-

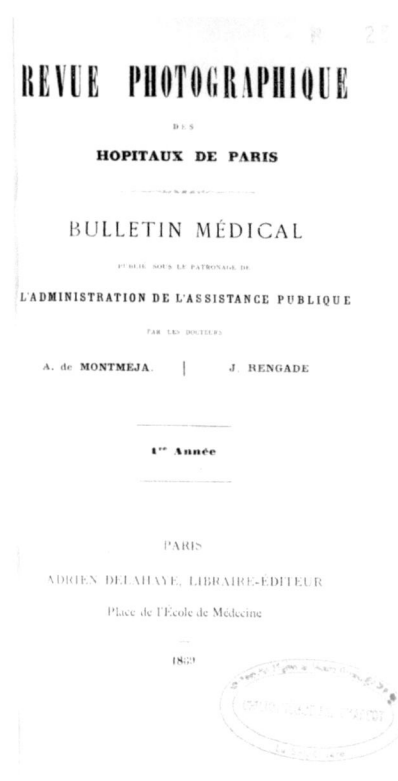

Abbildung 2.1: Titelblatt der *Revue Photographique des hôpitaux de Paris*. Abb. aus: Revue Photographique (1869), konserviert an der Bibliothèque Charcot (Université Pierre et Marie Curie) - Hôpital de la Salpêtrière.

fentlichung hob an mit der fotografischen Darstellung einer *Éléphantiasis de la verge et du scrotum.*[13] Dazu bildete sie ein monströses Glied an prominentester Stelle ab, in Tafel 1. Das entsprach populären Interessen der zweiten Jahrhunderthälfte. Dieses Interesse ließ in England einerseits Joseph Merrick (1862-1890) als *Elefantenmenschen* auf Jahrmärkten auftreten. Andererseits aber mobilisierte es auch Spenden der stadtbürgerlichen Leserschaft der London Times, mit denen ein Hilfsfond für eben jenen Merrick eingerichtet wurde. - Dass die Pariser Publikation dem Anspruch nach wissenschaftlich blieb und dem Zweck des medizinischen Fortschritts notwendig schien, das sollte eine den reißerischen Artikel abschließende Notiz suggerieren, in der auf die Operationserfolge des Ärzteteams verwiesen wurde.[14]

Dieses merkwürdige Zusammenspiel aus medizinischer Dokumentation und öffentlicher Schaulust manifestierte sich auch in Charcots *leçons du mardi.* In jenen wurden unter zirzensischen Umständen Frauen vor meist männlichem Publikum in Hypnose versetzt, an ihnen Hysterien ausgelöst und epileptische Anfälle beobachtet. Das Publikum war illuster und beinhaltete neben medizinischen Größen auch Exponenten des allgemeinen wie kunstschaffenden Pariser Kulturlebens. Schon damals musste Charcot sich für die Theatralik rechtfertigen, den seine Séancen machten. Das allerdings schmälerte seinen Ruhm keineswegs. Man wollte ihm gemäß damaliger Vorstellungen zu Wissenschaft und Wissenschaftlichkeit gern Objektivität und Sorgfalt attestieren.[15] Man muss in historischer Sicht auch einräumen, dass frühere klinische Lektionen im Krankensaal stattfanden, in eingeschränkten Platzverhältnissen. Nun jedoch hatte man für Vorlesungs- und Demonstrationszwecke geeignete Räumlichkeiten gefunden. Hier konnte eine breitere Öffentlichkeit überzeugt, konnten wissenschaftliche Fakten ausgetauscht, konnte der eigene Wissenstand aktuell gehalten werden.[16] Und trotzdem konnten jene Neuerungen die methodischen Zweifel an den Kunststückchen Charcots ausräumen.

1872, in der Folge Revue Photographique (1869).

[13] Revue Photographique (1869), Tafel 1 und S. 1-3.

[14] Revue Photographique (1869), S. 3.

[15] Vgl. Didi-Huberman, S. 27, sowie Guillain, Georges: J.-M. Charcot 1825-1893: sa vie son oeuvre. Paris, 1955; Naunyn, Bernhard: Jean Martin Charcot. Leipzig, 1893.

[16] Vgl. Nicolas (2004), S. 12.

Zur Theatralik fühlte sich daher Henri Meige (1866-1940) in der Rückschau 1925 über den *Maître* befleißigt zu schreiben:

»Au verbe, il ajoutait le geste, encore que de mouvements oratoires il se montrât fort ménager. Cependant, comme rien ne lui paraissait négligeable de tout ce qui pouvait pénétrer dans l'esprit par les yeux, il ne se parlait jamais d'un malade sans le présenter à son auditoire. Il ne décrivait jamais un symptôme sans le faire ... constater de visu. C'était une innovation. Il n'en fallut pas davantage pour qu'on traitât d'exhibitions théâtrales les scéances qu'il consacra à l'étude des manifestations convulsives de la grande hystérie. ... Charcot faisait comparaître à ses leçons cliniques indifféremment tous les malades qui en étaient l'objet. Paralytiques, vertigineux, myopathiques, basedowiens, myxœdémateux, trembleurs ou neuroasthéniques, apparaissaient à tour de rôle pour les besoins de la démonstration. Fallait-il créer une loi d'exception concernant les hystériques?«[17]

Ob es sich nun im Falle der vielgestaltigen Lobhudelei Meiges auf Charcot um eine sarkastische Invektive handelte[18] oder um schlechten Geschmack im Dienst akademischer Überhöhung: betont wurde seitens seiner Nachfolger und Mitarbeiter immer wieder Charcots Drängen nach der umfassenden Verbildlichung medizinischer Sachverhalte. Die ausnahmslose Beobachtung rechtfertigte die Hinwendung des *Napoleons der Neurosen* zu diesen unerhörten Themen.[19] Es leuchtet ein: die Fotografie bot die Mittel, medizinische Sachverhalte in systematischer Weise abzubilden und den Fall der zeitlichen und räumlichen Präsenz des Mediziners zu entheben. Relativ spät, 1893, verfasste Albert Londe, der Fotograf der Salpêtrière ab 1882, hierzu ein Lehr-

---

[17]Meige, Henri: Charcot artiste. Paris, 1925. S. 5 sowie S. 10-11, Hervorhebung durch Meige, im folgenden Meige (1925).

[18]Vgl. Nietzsche, Friedrich: Unzeitgemässe Betrachtungen IV: Richard Wagner in Bayreuth. -in: Colli, Giorgio; Montinari, Mazzino (Hrsg.): Friedrich Nietzsche: Sämtliche Werke. Kritische Studienausgabe in 15 Einzelbänden. München, 1988, S. 429-510.

[19]Lécourt: Edith: Découvrir la psychanalyse. Paris, 2006, S. 23. Dort wird auch kurz auf die gesellschaftliche Stellung Charcots eingegangen. Vgl. auch Marmin, Nicolas: Métapsychique et psychologie en France(1880-1940). -in: Revue d'histoire des Sciences Humaines. Nr. 4, 2001,S. 141-171, hier S. 151; und v.a. aber: Thuillier, Jean: Monsieur Charcot de la Salpêtrière. Paris, 1993.

buch.[20] Jedoch eröffnete schon ab 1851 die in den nächsten drei Jahrzehnten favorisierte Technik des Kollodiumnassverfahrens die Möglichkeit zu Reproduktionen im umfangreicheren Maßstab.[21] Dass der fotografische Apparat persönlich nicht in das Geschehen involviert schien, wahrte die jener Epoche eigene Auffassung von Anstand. Die Detailtreue des *pencil of nature* (William Henry Fox Talbot, 1800-1877) bot den Realitätscharakter, der das Interesse an Authentizität befriedigen konnte.[22] Und das Vorhandensein einer fotografischen Abbildung ließ auf die Realität sowohl des Abgebildeten wie des Abbildenden schließen. Die Abbildungsfunktion verschaffte der Fotografie Vertrauen auf die Existenz ihres Referenten[23] - eine Proposition, die heute angesichts der Offensichtlichkeit von Manipulationsmöglichkeiten an Fotografien nicht mehr aufrecht erhalten werden kann, die jedoch zu ganz eigentümlichen Interpretationen autoemanativer fotografischen Kunstwerken führen sollte, wie wir am Beispiel Didi-Hubermans sehen werden.

Der Fotografieästhetiker und -historiker Bernd Stiegler fasst in seiner 2001 erschienen Habilitationsschrift über die *Philologie des Auges - Die fotografische Entdeckung der Welt im 19. Jahrhundert* zusammen:

»Der ästhetische Diskurs des 19. Jahrhunderts weist der Photographie einen Platz auf Seiten der Technik, der mechanischen und maschinellen Reproduktion, der leblosen Wiedergabe, kurz der oberflächlichen Kopie oder dem maschinellen Abschreiben der sichtbaren Erscheinung zu«.[24]

Eine Entsprechung zu Meiges Kriterium der angeblichen Unterschiedslosigkeit der Anschauung, mit Relevanz bis in heutige Zeit, man vgl. die häufig fehlgehenden Diskurse um Bernd und Hilla Becher.

---

[20]Londe, Albert: La Photographie Médicale. Paris, 1893, im folgenden abgekürzt mit Londe (1893), hier Londe (1893), S. 3-4.

[21]Vgl. auch Didi-Huberman (1997), S. 100.

[22]Mißelbeck, Reinhold: Prestel-Lexikon der Fotografen. München, 2002, hier LDF (2002), S. 235.

[23]Didi-Huberman (1997), S. 78.

[24]Stiegler, Bernd: Philologie des Auges - Die fotografische Entdeckungder Welt im 19. Jahrhundert. München, 2001, in der Folge abgekürzt mit Stiegler (2001), hier: Stiegler (2001), S. 41.

Doch der Charcot-Hagiograf Henri Meige betonte 1925 auch, dass die Technik nicht nur bewunderungswürdig assistierte, sondern als Fertigkeit auch Bewunderung *per se* hervorrief. Es war die Fotografie,

»qui ... devint un précieux adjuvant des recherches et des démonstrations cliniques: photographies des malades, ... projections lumineuses, dont la nouveauté et l'heureuse application attirèrent tant de visiteurs, Français ou étrangers«.[25]

Hier tönt an, was sich konsequenterweise auch in epochaleren Maßtäben betrachten lässt. So schreibt der Pariser Kunstwissenschaftler André Rouillé in *La photographie. Entre document et art contemporain* aus dem Jahr 2005 zu Georg Simmel (1858-1918):

»Triomphe de ›l'esprit objectif‹ sur ›l'esprit subjectif‹, de la quantité sur la qualité, la culture moderne des grandes villes ... se caractérise par la généralisation de valeurs et d'attitudes telles que la pontualité - ›la diffusion universelle des montres‹ -, la fiabilité, l'éxactitude, la précision, l'extrême impersonnalité, et même la ›brièveté et la rareté des rencontres‹ . Quant à Baudelaire, ne vilipend-t-il pas, en 1859, le ›public moderne‹ pour son ›goût exclusif du Vrai‹, tout en dénonçant dans la photographie l'industrie diabolique venue le satisfaire?«[26]

Schon 1859 waren also die gegensätzlichen Positionen zwischen Realisten bzw. Positivisten einerseits und den das schöpferische Dasein beanspruchenden Idealisten andererseits bereits bezogen. Nachfolgende Tendenzen wieder Piktorialismus oder Neue Sachlichkeit samt ihrer Vorläufer im deutschen Kunstgewerbe des beginnenden 20. Jahrhunderts könnten sich in diesem Spektrum bewegen. Ein mehrwertiges Medium also, das zugleich objektivierende Unterschiedslosigkeit

---

[25]Meige (1925), S. 14, in Hervorhebung durch d.V.
[26]Rouillé, André: La photographie. Entre document et art contemporain. Paris, 2005, abgekürzt: Rouillé (2005), hier Rouillé (2005), S. 50. Stiegler (2001), S. 172-177 verweist auf den Salon von 1859, anlässlich dessen Charles-Pierre Baudelaire die Position der Realisten / Positivisten als Glauben an die genaue Verdopplung der Natur durch exakte Nachahmung beschreibt, dem er die eigene Präferenz der schöpferischen Verarbeitung der Natur im Werk der Kunst entgegensetzt.

verspricht, das sich aber auch gut zur höchst persönlichen Befriedigung eines anschauenden, verarbeitenden, sinnlich nachvollziehenden Interesses eignet.

Aus der Engführung der Charcot anvertrauten medizinischen Feldforschung und des begehrten neuen Mediums als dessen anschaulichem Verbreitungsmittel, vor dem Hintergrund sowohl der individuellen Schaulust der als auch der massenhaften Etablierung der Fotografie durch die bürgerliche europäische Gesellschaft, entstand 1875-1880 die mehrbändige *Iconographie photographique de la Salpêtrière*. Als Publikation ist die *Iconographie* der bebilderte Ausdruck der Forschungsergebnisse Charcots zur *Grande Hystérie* sowie zur *Hystéro-Epilepsie*, Krankheitsbilder, die letztendlich auch Gelder mobilisiert und der Salpêtrière 1881 einen Lehrstuhl für Klinische Nervenkrankheiten beschert haben.[27] Ein solcher Erfolg mit den damit verbundenen finanziellen Mitteln wiegt umso mehr, als dass Charcots ab den 1870er Jahren praktizierte Methode der Hypnose zur Behandlung hysterischer Zustände in harter Konkurrenz zur *Schule von Nancy* unter Hippolyte Bernheim (1840-1919) stand und sich gegen deren nicht immer unplausiblen Einwände beweisen musste:

»Des phénomènes physiologiques, contracture, catalepsie, léthargie, transferts, peuvent être provoqués par des manipulations diverses ou par l'action physique des aimants: des phénomènes psychiques, actes, hallucinations, illusions, peuvent être réalisés par suggestion dans quelques phases de cet état complexe«[28]

---

[27] Didi-Huberman (1997), S. 26; LdN (1997), S. 84. Zur genaueren Bibliografie der *Iconographie photographique de la Salpêtrière* vgl. Bourneville, Désiré Magloire; Régnard, Paul.: Iconographie Photographique de la Salpêtrière. Paris, 1875, hier abgekürzt mit Iconographie (1875); sodann: Bourneville, D.M.; Régnard, P.: Iconographie Photographique de la Salpêtrière. Paris, 1877, hier abgekürzt mit Iconographie (1877); Bourneville, D.M.; Régnard, P.: Iconographie Photographique de la Salpêtrière. Paris, 1878, hier abgekürzt mit Iconographie (1878); Bourneville, D.M.; Régnard, P.: Iconographie Photographique de la Salpêtrière. Paris, 1879, hier abgekürzt mit Iconographie (1879);und schließlich Bourneville, D.M.; Régnard, P.: Iconographie Photographique de la Salpêtrière. Paris, 1880, hier abgekürzt mit Iconographie (1880). Die Ausgaben von 1875-1878 sind online unter http://charcot.bum.jussieu.fr/einsehbar.

[28] Vgl. Bernheim, Hippolyte: Hypnotisme et suggestion: Doctrine de la Salpêtrière et doctrine de Nancy. -in: Le Temps, 29.01.1891, im folgenden abgekürzt mit Bernheim

In seiner Gegenüberstellung von Jean Martin Charcot und Hippolyte Bernheim weist Serge Nicolas darauf hin, dass sich das Hysterieprojekt an der Salpêtrière in den Jahren 1875-1878 außerordentlich verbreiterte, nachdem 1872 der zeichnerisch begabte Paul Richer (1849-1933) - zugleich Professor für künstlerische Anatomie an der École nationale supérieure des Beaux-Arts in Paris - ein Schema der Körperhaltungen der Hysterischen ausgearbeitet hatte,[29] anhand dessen, wie Didi-Huberman es ausdrückt, die hysterische Attacke modellartig verallgemeinert werden konnte.[30] Die Entwicklung kulminierte nach Serge Nicolas am 13.07.1878 in einem Vortrag Charcots vor der Biologischen Gesellschaft, also schon vor dem grossen Erfolg des neuen Lehrstuhls 1882. In diesem Vortrag wurden die einzelnen Phasen der *Grande Hystérie* benannt, bestehend aus der *période épileptique*, den *contorsions*, den *attitudes passionelles* und dann aus *délire et hallucinations*.[31] Serge Nicolas verweist aufgrund seines eigenen Fokus auf die Auseinandersetzung zur Hypnose zwischen Charcot und Bernheim, dass Charcot im gleichen Jahr mit der Hypnose zur Behandlung der Hysterie begann[32] und damit die Hypnose vom Vorwurf der Scharlatanerie befreite.[33] Wichtiger als dies ist in unserem Zusammenhang jedoch der Umstand, dass - auch im Rahmen der Dienstagsvorlesungen - mit der experimentellen Reproduktion neurotischer Symptome begonnen wurde, mit der die *Grande Hystérie* nach Belieben ausgelöst werden konnte.[34]

(1891), hier Bernheim (1891). Bernheim hält dagegen: der Hypnotismus der Salpêtrière sei eine Hypnose der Kultur. Vgl. Nicolas (2004). Vgl. auch Gauchet / Swain (1997). Bannour, Wanda: Jean-Martin Charcot et l'hystérie. Paris, 1992. Als historisches Dokument vgl. de la Tourette, Gilles; Brutus, Georges Albert Édouard: Traité clinique et thérapeutique de l'hystérie d'après l'enseignement de la Salpêtrière. Préface de Jean-Martin Charcot. Paris, 1891ff.

[29]Meige (1925), S. 13, sowie Didi-Huberman (1997), S. 131. Eine spätere Fassung des Schemas von 1881 findet sich abgebildet in Didi-Huberman (1992), S. 132-133.

[30]Didi-Huberman (1997), S. 136, vgl. auch S. 40, für die Fotografie, mit der Möglichkeit, »den Fall in einem Tableau zu verallgemeinern«.

[31]Vgl. Nicolas (2004), S. 12-15.

[32]Nicolas (2004), S. 15.

[33]Nicolas (2004), S. 18.

[34]Nicolas (2004), S. 16, vgl. auch den erschütternden Bericht über die Versuche an Augustine Louise X. in Iconographie (1878), S. 165ff.

Das Jahr 1878 spielt auch für die Publikation der *Iconographie pho-tographique de la Salpêtrière* eine wichtige Rolle. Désiré Magloire Bour-neville, der medizinische Verfasser, und Paul Régnard, der medizini-sche Fotograf, verwenden eine neue Technik zur bildlichen Dokumen-tation der Krankheitsbilder, die Fotolithografie:

>»Ce procédé donne par suite toutes les garanties de véracité inhérentes à la photographie«.[35]

Durch die neue Technik sollten die Abbildungen wahrheitsgetreuer sein als vorher, begleitet von ebenso interessanten Schilderungen. Und dem ist so, wenigstens teilweise. Dass man an der Salpêtrière die Kran-ken in ein neu eingerichtetes fotografisches Atelier nahm,[36] anstatt sie im Krankensaal oder auf dem Hof abzulichten, hatte drei wesentliche Auswirkungen auf die Darstellung des Hysterieprojektes: 1. Die Auf-nahmebedingungen wurden invariant, was scheinbar die Vergleich-barkeit der abgebildeten medizinischen Sachverhalte förderte, Stich-worte seien hier *Lokal, Anordnung, Maßstab, Kontrastumfang, Schärfe.* 2. Die Bedingungen wurden nun kontrollierbar, was die Aufnahmetä-tigkeit erleichterte, Stichworte seien *Lichtverfügbarkeit, Bewegungsfrei-heit* und *Tiefenschärfe* auch bei längeren Brennweiten. 3. Und es ergab sich drittens die Möglichkeit zu bewusster künstlerischer Gestaltung der neuen Fotografien - entsprechend den wissenschaftspropagandis-tischen Ansprüchen Charcots, entsprechend der wissenschaftlichen Forderung nach Wahrheit und Exaktheit einer*protopositivistischen* Me-thode, entsprechend aber auch dem gesteigerten bürgerlichen Interes-se an Bildmaterial zu hysterisch-deliranten, in der Hypnose willenlo-sen Frauen. Die qualitative Steigerung in der elementaren und struk-turellen bildlichen Gestaltung der *Iconographie* von 1878 ist herausra-gend und macht die Ausgabe zu einem Sonderfall der Wissenskom-munikation.

Um diese einleitenden Ausführungen abzurunden, sei noch auf die darauf folgenden Jahre verwiesen. Bourneville wechselte 1880 an das Krankenhaus der Bicêtre, wo er

---

[35]Iconographie (1878), Vorwort, S. II. Vgl. zur *véracité* die Darstellung der fotografi-schen Gedanken Eugène Disdéris weiter unten.
[36]Iconographie (1978), Vorwort, S. II.

untersuchte. Albert Londe (1858-1917) übernahm 1882 24-jährig die Leitung des 1878 eingerichteten fotografischen Dienstes dieser nun renommierten Klinik[38] und gab das Kollodiumnassverfahren zugunsten der neuartigen Gelatinebromsilberplatten auf, die wesentliche Vereinfachungen in der fotografischen Arbeit mit sich brachten.[39] Im Jahr 1899 äußerte sich Albert Londe zu seiner Arbeit dahingehend, dass er Rouillé zufolge eine »bilan›quelque peu découragé‹ de son activité« zog:

> »›La photographie médicale ... avait une grande importance au point de vue didactique et il profitait surtout aux médécins, mais le malade, qui avait servit de sujet d'observation, n'en profitait nullement.‹«[40]

Das Hysterieprojekt Jean-Martin Charcots und seiner Entourage aber blühte in der Folge auf und entwickelte sich in zahlreiche Publikationen. Jean-Martin Charcot starb 1893, als Albert Londe sein Buch über die medizinische Fotografie veröffentlichte, nicht ohne diesem noch ein wohlwollendes Vorwort zu schreiben. Schüler Charcots waren Charles-Joseph Bouchard (1837-1915), Joseph Babinski (1857-1932), Gilles de la Tourette (1857-1904).

2.2 Provozierte Beobachtung

Die Publikation der *Iconographie photographique de la Salpêtrière* ermöglichte die Bindung umfänglicher Ressourcen an das Vorhaben der

---

[37] Londe (1893), S. 2.

[38] Londe (1893), S. 2. Rouillé (2005), S. 145, gibt das Jahr 1884 an. Später wurde Londe Leiter der Radiographischen Dienstes, nachdem Wilhelm Conrad Röntgen (1845-1923) im Jahr 1895 die X-Strahlen entdeckt hatte. Vgl. Londe, Albert: Traité pratique de radiographie et de radioscope: technique et applications médicales. Paris 1898.

[39] Londe (1893), S. 2.

[40] Rouillé (2005), S. 147, unter Zitation aus: Londe, Albert: Le service photographique de la Salpêtrière. -in: Archives d'éléctricité médicale, expérimentales et cliniques. Bordeaux, Juni 1899, S. 5. Vgl hierzu auch: Bernard, Denis; Gunthert, André: L'instant revé. Albert Londe. Nîmes, 1993.

wissenschaftlichen Dokumentation. Um die Eigenart dieses Dokumentationsvorhabens verstehen zu können, hat man das Bild- und Textmaterial der *Iconographie* zu untersuchen. Georges Didi-Huberman gab in seinem Buch *Die Erfindung der Hysterie* die Methode genauer bildlicher Analysen auf, um spekulative Betrachtungen zu den Ergebnissen der *Iconographie* anzustellen. Hierin gelang ihm, in Entsprechung zu den spekulativen, kaum nachvollziehbaren *wissenschaftlichen* Aussagen der *Iconographie* und ihrer visuellen Strukturen, eine intuive Schau vermutlicher Beweggründe zur *Iconographie*. Das Verstehen der *Iconographie* soll ein Prozess darstellen, in dem die Lektüre zu individuellen Evidenzerlebnissen gelangt.

Dies ist bei allen weiteren Betrachtungen zu berücksichtigen: es können zwar Textgestalt und bildlicher Ausdruck der *Iconographie* verbal nachvollziehend beschrieben werden. Die Authentifizierung persönlicher Empfindungen der Urheber der *Iconographie* lässt sich damit jedoch nicht nachvollziehen, weshalb Didi-Hubermans Angebot jener einfühlsamen Spekulation durchaus überzeugen kann. Allerdings ist das Spekulation, mit der Gefahr, dass intersubjektiven Evidenzen nicht der Rang eingeräumt wird, der ihnen aus methodologischen Gründen zusteht. So lassen die Bildbeschreibungen der *Iconographie* ausgerechnet jene analytische Sorgfalt missen, die die *Urheberschaft* des Fotografen Régnards adäquat zu würdigen im Stand wäre. Gleiches gilt für die Textgestalt. Was das bedeutet, wird sich im Verlauf dieses zweiten Kapitels zeigen. Darüber hinaus verfährt Didi-Huberman assoziativ. Das schafft zwar Evidenz. Methodologisch zulässig ist das jedoch keineswegs. Denn es werden unterschiedlichste Sachverhalte in ungerechtfertigte Zusammenhänge gesetzt.

Georges Didi-Hubermans Buch *Erfindung der Hysterie* erschien erstmals auf französisch im Jahr 1982,[41] also ein gutes Jahrhundert nach der letzten Ausgabe des Veröffentlichungszyklus' der *Iconographie* von 1875-1880, zum 100-jährigen Bestehens des Lehrstuhls für Klinische Nervenkrankheiten, um den es Charcot damals ging. Didi-Huberman spürt den ersten Gehversuchen des Hysterieprojektes nach und stellt Forschungen zu den historischen Bedingungen der medizinischen Fo-

---

[41] Didi-Huberman, Georges: Invention de l'hystérie. Charcot et l'Iconographie photographique de la Salpêtrière. Paris, 1982.

tografie an, worin er auf zahlreiche Beispiele und Bildmaterial zurück-
greift. Das Ziel der fotografischen Bemühungen der Zeit bestand darin, den medizinischen Fall in einer Ansicht

>»zusammenzufassen und zu verallgemeinern, es [die facies, das
ist die im Tableau fixierte gesichtliche Miene, Gattung, die Ober-
flächenansicht; d.V.] ist das, was versessen ist darauf, die Vor-
hersehung möglich zu machen: und zwar in einem Ausdruck
des Gesichts.«

Besonders spannend ist jedoch die Schilderung einer Patientin der Salpêtrière mit der Doppelbenennung *Augustine* bzw. *Louise,* deren Fall
sowohl in den *leçons du mardi* als auch in der *Iconographie* von 1878 behandelt wurde, zur Demonstration des Konzeptes der *Grande Hysterie*
mit seinen vier Phasen. Didi-Huberman möchte nachweisen,

dass ein »wechselseitiger Reiz ... errichtet [wurde; d.V.] zwi-
schen Medizinern, die gierig waren auf Bilder der Hysterie, und
Hysterischen, die voller Zustimmung in der Theatralität ihrer
Körper überbordeten.«[42]

Die Provokation hysterischen Verhaltens als eine Methode der experimentellen Medizin: Sachverhalte werden beobachtet, durch eine Theorie erklärt, von der Theorie abgeleitet und theoriegerecht zu provo-
zieren versucht. Didi-Huberman sieht hierin eine *provozierte Beobachtung*[43] und gelangt zur Erkenntnis, dass - vor dem Dispositiv der *Introduction à l'étude de la médecine expérimentale* von Claude Bernard
von 1865[44] - von einer

»Kunst, Tatsachen ins Werk zu setzen«[45]

zu sprechen sei. Dies ist genauer zu präzisieren. 1865 schreibt Bernard:

---

[42]Didi-Huberman (1997), S. 8.
[43]Didi-Huberman (1997), S. 29.
[44]Bernard, Claude: Introduction à l'étude de la médecine expérimentale. Paris, 1865,
in der Folge Bernard (1865), hier Bernard (1865), S. 24.
[45]Didi-Huberman (1997), S. 29.

»Nous venons de voir, qu'au point de vue de l'art de l'investigation, l'observation et l'expérience ne doivent être considerées que comme des faits mis en lumière par l'investigateur«.[46],

Beobachtung - *observation* - und Erfahrung - *expérience* - unterscheiden sich nur dadurch, dass erstere sich auf natürliche, unmodifizierte Phänomene und die zweite sich auf durch durch einen Experimentator modifizierte Phänomene bezieht.[47] Die Tätigkeit des Experimentators erfordert als eine aktive angewandte Handlung Kunstfertigkeit als Maßstab richtigen Vorgehens zur Verfolgung des externen Handlungszieles des Experiments.

Die *mise en lumière* als Erhellung von Fakten jedoch im dramentechnischen oder bildlichen Sinn als Inszenierung derselben zu verstehen, birgt Sprengstoff, denn Didi-Huberman unterstellt damit Manipulationen nicht nur an der Erfahrung, sondern auch an der bloßen Beobachtung. Damit kann er behaupten, dass Charcots Entourage natürliche, unmodifizierte Phänomene inszenierte. Ein Widerspruch, der darauf hinausläuft, dass in den Gängen der Salpêtrière seinerzeit überhaupt nichts natürlich oder unmodifiziert war. Folgt man hierin Didi-Huberman, so akzeptiert man, dass, wenn ohnehin schon jeder ursprüngliche Eindruck von Anbeginn auf Machwerk zurückzuführen war, beliebiges hieraus gefolgert werden darf. Charcot und seine Truppe profitierten in wissenschaftshistorischer Hinsicht davon. Georges Didi-Huberman verschafft der Leserschaft interpretatorische Evidenzerlebnisse, indem er die Methode unter Zugabe von Assoziationen - Stichwort *mise en lumière* - zum Nachvollzug anbietet. So lautet Didi-Hubermans Fazit, dass bei Charcot

»die Beobachtung weniger zu einer intimen Erzählung der pathologischen Geschichte [tendiere; d.V.] ... als zu einer gut gemachten Beschreibung der Körperzustände«,[48]

was von anderer Seite, von dem bereits erwähnten Henri Meige, bestätigt wird:

---

[46]Bernard (1865), S. 24.
[47]Vgl. Bernard (1865), S. 24.
[48]Didi-Huberman (1997), S. 35f.

»La faculté de discerner dans un paysage ou sur le corps humain les contours essentiels, de percevoir instantanément un ensemble, d'isoler dans cet ensemble les éléments nécessaires à son expression, - et ceux ci seulement, au mépris de tous les accessoirs, - cette faculté, Charcot la possédait au plus haut degré. Médecin, il en a donné d'éclatants témoignages«[49]

Schaute Charcot nicht so genau hin? Maßte er sich an, das Halbwahrgenommene in mehr oder weniger konstruierten Bezügen zu verstehen? Entsprachen diese Bezüge überhaupt der medizinischen, anatomischen Wirklichkeit? Fabulierte er? Es zeigt sich die ausserordentliche Sensibilität dieses Aspektes. Es wird nicht so recht deutlich, ob Meige Charcots Nachleben einen wertvollen Dienst erwies. So rühmte er in den vorstehenden Ausführungen die Fähigkeit Charcots zur selegierenden Wahrnehmung - zu viele Details verdunkeln ja den Blick auf das Ganze.[50] Gleichzeitig aber betonte er Charcots Art, synthetisch wahrzunehmen, was bedeutet, die Dinge in ganzheitlichen Zusammenhängen zu verstehen. Durch ganzheitlichkeit wird das Ganze erst erschlossen. Nun äußerte sich Meige durchaus positiv zu Charcots Genie - wodurch er jedoch wieder seine medizinischen Fähigkeiten von einer rational nachvollziehbaren auf eine mirakulöse, auf eine irrationale Grundlage enthob. Es bestanden spätestens 1925, als Meige seinen Gesang auf Charcot verfasste, berechtigte Zweifel an Charcots zeichnerischem Werk, hinsichtlich dessen anatomisch-medizinischer Korrektheit, die für eine medizinische Dokumentation unerlässlich war. Diese Zweifel wies Meige aber nicht zurück. Vielmehr entgegnete er:

»Une critique de leurs incorrections paraîtrait aujourd'hui aussi injuste que déplacée: Charcot n'était pas un dessinateur ›professionel‹ «,[51]

wodurch er Charcot zwar methodisch immunisierte, ihn gleichzeitig aber schon wieder bloßstellte, auch hier unfreiwillig.

---

[49]Meige (1925), S. 9.
[50]Vgl. Meige (1925), S. 9.
[51]Meige (1925), S. 10.

»Pour lui, ›visuel‹ incomparable, le dessin n'était qu'un moyen de traduire sa pensée.«[52]

In der stilistischen Ausformulierung war das ein geringer Selbstanspruch, der bei manch anderen Künstlern von heute eine vollständige Auffassung von Kunst vertreten könnte.

Doch die Stoßrichtung Meiges verwies auf die herausragende Rolle Charcots als Initiator der Anwendung damals neuer Medien in der medizinischen Arbeit. Charcot sammelte z.b. auch Bildbeispiele aus der Malerei und Grafik, um den Nachweis zu führen, dass frühere Künstler bereits die diversen Krankheitsbilder in Gemälden und Stichen festgehalten haben.[53] Diese Tätigkeit, die Arbeit Richers sowie die Einführung der Fotografie an der Salpêtrière stellten die wesentlichen Innovationen dar:

»L'artiste, qui chez Charcot, allait de pair avec le médecin, n'était pas étranger à ces trouvailles heureuses. Ainsi, sous son inspiration, vit-on alors à la Salpêtrière une efflorescence artistique qui jetait sur la science un lustre inusité«.[54]

Es ergibt sich in diesen Ausführungen immer wieder die Frage, ob Meige mit dem Begriff des *lustre inusité* einen ungebräuchlichen, einen unbrauchbaren oder einen außergewöhnlichen Glanz oder gar ein schiefes Licht der formalen Sensibilität Charcots meinte - vieles ist möglich, was der uneindeutigen Ausdrucksweise Meiges zu verdanken ist. Das ungewöhnliche Licht -ursprünglich *lustre extraordinaire* - findet sich in Michel de Montaigne (1533-1592) *Essais* , 1595, hier im 1. Buch, 50. Kapitel.[55] Dort nutzte Montaigne diese Art der Erhellung, um ihm unbekannte Sachverhalte in einer der Alltagserfahrung verschiedenen Sicht zu sehen. Das Spannende in diesem Versuch ist die zugegebene Zufälligkeit, um nicht zu sagen die Beliebigkeit eines epistemischen Vorgehens Montagines:

---

[52]Meige (1925), S. 10.

[53]Vgl. Meige (1925), S. 14.

[54]Meige (1925), S. 15.

[55]Leake, Roy E.; Leake, David B., Leake, Alice Elder (Hrsg.): Concordance des essais de Montaigne. - in Traveaux d'humanisme et renaissance. Nr. 187. 2 Bde. Genf, 1981, abgekürzt mit Montaigne (1981).

»Je prends de la fortune le premier argument. Ils me sont également bons. Et ne desseigne jamais de les produire entiers. Car je ne voy le tout de rien: Ne font pas, ceux qui promettent de nous le faire veoir. De cent membres et visages qu'a chaque chose, j'en prens un tantost à lecher seulement, tantost à effleurer; et par fois à pincer jusqu'à l'os. J'y donne une poincte, non pas le plus largement, mais le plus profondement que je sçay. Et aime plus souvent à les saisir par quelque lustre inusité. Je me hazarderoy de traitter à fons quelque matière, si je me connoissoy moins. Semant icy un mot, icy un autre, eschantillons despris de leur piece, escartez, sans dessein et sans promesse, je ne suis pas tenu d'en faire bon, ny de m'y tenir moy mesme, sans varier quand il me plaist; et me rendre au doubte et incertitude, et à ma maistresse forme, qui est l'ignorance.«[56]

Montaigne ging in diesen Zeilen einfach davon aus, dass er Sachverhalte weder kennt noch adäquat erkennt; sein Handeln ist beliebig und zufällig, gehorcht keiner Systematik, und vielleicht spielte Meige im Rekurs auf das ungewöhnliche Licht der Betrachtung genau auf diese spielerischen Möglichkeiten an.

Aus der Eingangsfrage jedoch, ob Charcot willens oder aber fähig war, genau hinzuschauen, entwickelt sich eine Kernaussage Didi-Hubermans über das Hysterieprojekt, in der er Technik und Ethik als Teile einer Poietik versteht, einer *Kunst, Tatsachen ins Werk zu setzen*:

> »Ich spreche von etwas Leugnerischem, weil in der Klinik Charcots alles, was die Hysterie betrifft, das Gepräge einer fixen Idee hat und vielleicht von einer verzweifelten Debatte zeugt: einer Debatte des Wissens von Körpern, Handlungen und ›Beobachtungen‹, die, obschon ›ins Werk gesetzt‹, von Widersprüchen gepreßt und geschnürt bleiben. Was bleibt, ist, daß … die ›Kunst, die Tatsachen ins Werk zu setzen‹, sowohl einer Ästhetik wie einer Ethik der Tatsache unterliegt.«[57]

---

[56]Montaigne (1981), Bd. 1, S. 302

[57]Didi-Huberman (1997), S. 29. Vgl. auch Didi-Huberman (1997), S. 36 in Nennung Sigmund Freuds (1856-1939), der 1893 den ästhetischen Blick Charcots hervorhebt, mit dem dieser die Sachverhalte zu erkennen sucht.

In Didi-Hubermans Buch existieren anschauliche Beschreibungen, die zu überzeugen vermögen. So vergleicht er die zeichnerische Arbeit Paul Richers mit der fotografischen Vorlage von Régnard und stellt fest, dass Richers Zeichnung der tonisch immobilen Augustine Louise X. von 1881 als grafische Bearbeitung des 1878 in der *Iconographie* veröffentlichten Fotos

> »das ›gut‹ Sichtbare des Abzugs im Nachhinein in einen bedeutenden Zusammenhang [stelle; d.V.] ... Vergleichen Sie«, fordert Didi-Huberman den Leser unmittelbar auf, »entblößte Beine, erneute Kontraktur, gleichsam der aufgedeckte Untergrund, das Dessous, einer Photographie, die nicht genug zeigte; eine ganz und gar ›espressive‹ Übertreibung der Schulterverkrampfung; ein bißchen mehr nackter Busen; säuberlich der Schaum der aus dem Mund kommt, das Verschwinden der Bettgurten; und schließlich das Haar - auch diesem verleiht Richer für uns mehr ‹Ausdruck›-, ein ungehemmter Fluß der Leidenschaft.«[58]

Mit dieser Beobachtung kann Didi-Huberman die Erotisierung eines Krankheitsbildes der Hysterie plausibel nachverfolgen.

Das greift allerdings zu kurz. Denn es werden zwar die Bildgegenstände in der Grafik Richers reformuliert, jedoch nicht deren elementaren oder strukturellen bildnerischen Mittel wie Farbe bzw. Tonwerte, Formensprache, Komposition, Rhythmus, Bildachsen, Lichtführung, Plastizität usf. Und weil dies auch nicht im Hinblick auf die 1878 publizierte Fotografien aus der Hand Régnards erfolgt, bleiben seiner Leserschaft die distinkten bildnerischen Sinnschöpfungen der Abbildungen aus der *Iconographie* von 1878 verschlossen. Dabei sind diese Fotografien als Kunstwerke anzusehen, deren visueller Ausdruck in Tonwerten und Formen, in allen strukturellen Eigenschaften von einem bewussten Umgang mit dem Medium zeugt.

Diese distinkten Eigenschaften bestehen z.B. im Fall der Augustine Louise X. darin, dass die Abgebildete durch einen hohen Helligkeitskontrast linear in das queroblonge Bildrechteck gespannt wird -

---

[58] Didi-Huberman (1997), S. 141, mit Bezug auf Iconographie (1878), Tafel XVI *Tétanisme*, sowie Richer, Paul: Phase der tonischen Immobilität oder Tetanismus. -in: Richer, Paul: Études cliniques sur la grande hystérie ou hystéro-épilepsie. Paris, 1885.

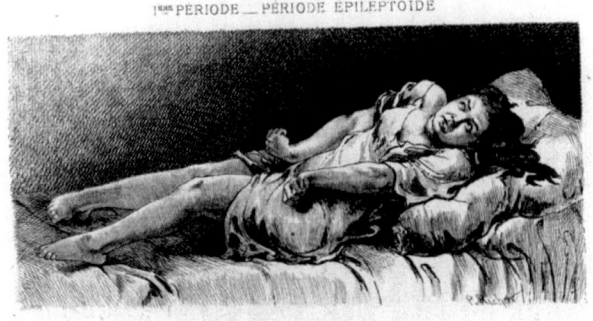

Abbildung 2.2: Richer, Paul: *Phase d'immobilité Tonique*. Abb. aus: Richer (1881), Tafel II, konserviert an der Bibliothèque Charcot (Université Pierre et Marie Curie) - Hôpital de la Salpêtrière.

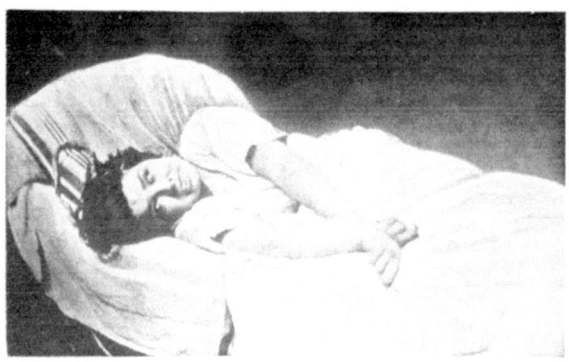

Abbildung 2.3: Régnard, Paul: *Tétanisme*. Abb. aus: Iconographie (1878), Tafel XVI, konserviert an der Bibliothèque Charcot (Université Pierre et Marie Curie) - Hôpital de la Salpêtrière.

ein Symbol für die unwillentliche Gewalterfahrung im Krampf. Diese Verspannung erfolgt durch die Abstraktion des Hintergrundes zum Zweck der bildlichen Konzentration auf Formkomplexe in der Bildmitte, bestehend aus Falten und Gesichtskonturen an Kopf, Oberkörper und Händen, die entsprechend maßvoll ins Bildfeld gerückt werden, also nicht aus dem Bild hinausführen. Links assiiert ein in die linke obere Ecke führendes Stoffmuster auf dem Kissen. Der rechte Bereich des Bildes zieht sich zusammen in Richtung der Hände, entsprechend den diagonal zur Bildmitte strebenden Falten der Bettdecke. Die von den Händen abgehenden Arme und der Faltenwurf am Busen der Frau leiten über zum Gesicht, das am linken Bildrand von einer großen Schwärze im Schopf abgeschlossen wird. Diese Schwärze wird kontrastreich gerahmt und damit herausgestellt von der großen, kompakten Kissenform.

Die Erfindung der Hysterie hat nach Didi-Huberman also eine erotische Tönung, wenn es auch durchaus wesentliche Differenzierungen gibt, wie gerade gezeigt wurde. Das mit der Hysterie verbundene Delirium zeigt im dialogischen Selbstgespräch der Patientin Züge einer autoerotischen Befriedigung.[59] Es wird eine traumatisierende Urszene als ein die Sexualität der Patientin empfindlich störender Auslöser für die Epilepsien angesehen[60] In der Beschäftigung mit dem Wahrheitsgehalt dieser Urszene und der kausal folgenden Hysterien zitiert Didi-Huberman Freud:

>»Überall findet sich ... daß eine Erinnerung verdrängt wird, die nur nachträglich zum Trauma geworden ist‹.«[61]

Womit der Ursprung der Hysterie nicht mehr in der Realität gesucht werden muss. Didi-Huberman sieht den Auslöser der Hysterie in der

»Situation des Schauspiels selbst, seine schlüpfrige, immer an den Skandal grenzende Intersubjektivität. als Ausschweifung, Provokation, Annäherung - jedoch immer, oder fast immer, innerhalb der Grenzen einer fotografisch einrahmenden Sichtbarkeit, das heißt eines Abstands, einer regulierbaren Trennung«,

---

[59] Didi-Huberman (1997), S. 183.
[60] Didi-Huberman (1997), S. 182f, sowie z.B. Iconographie (1878), S. 124ff.
[61] Didi-Huberman (1997), S. 181.

worauf seine These lautet,

>»daß die photographische Situation ... genauso providentiell für die hysterische Phantasie war, wie es die ›leidenschaftlichen Haltungen‹ für die ikonographischen Phantasmen von Bourneville und Régnard waren. Eine gewisse Approximation, eine gewisse Separation. Ein Rahmen, etwas Putz (Glanz, Buntheit, Ausschmückung, Abgrenzung).«[62]

In diesem internen Bedingungsverhältnis sieht Didi-Huberman die Ursache für die Erfindung der Hysterie, die dem wissenschaftlichen Phantasma des Hysteriekonzeptes den Fortbestand sicherte, die den Arzt jedoch vor schwierige ethische Entscheidungen hinsichtlich seines Hippokratischen Eides stellten, da er nicht nur die Krankheit der Patientinnen hegte, um am Anschauungsmaterial bleiben zu können, sondern sich auch selbst - so Didi-Huberman - der erotisch-amourösen Offerten der Patientinnen delikaterweise nicht erwehren konnte.[63]

In Didi-Hubermans Buch wird vieles angeregt. Aber noch mehr bleibt unausgesprochen. Leser haben sich in einigen Passagen durch ein Dickicht metaphysizierender Formulierungen zu schlagen. Statt z.B. formalästhetisch zu untersuchen, warum eine Patientin in einer Aufnahme von der Kontraktur ihres Gesichtes verschreckt wirkt,[64] werden Überlegungen angestellt über eine

>»Art von Transfixierung, eine intensive Dauer, eine regelrechte ›Kontraktur des Gesichts‹, ›eine mehr oder weniger hartnäckige‹, die dem Bild zu einer relativen Schärfe verhalf, durch eine Zeit der Pose, die zwangsläufig sehr lang war. ... Nun, was die Photographie ... leugnen oder vermindern wollte, das war ihre eigene zeitliche Matrix, ich meine ihre Mutter-Zeitlichkeit ... die Pose«.[65]

Eine genauere Betrachtung der bildnerischen Mittel ergibt jedoch ganz prosaisch, dass die Reduktion einer dynamisierende Linienführung,

---

[62]Didi-Huberman (1997), S. 188.
[63]Didi-Huberman (1997), S. 195.
[64]Didi-Huberman (1997), S. 120.
[65]Didi-Huberman (1997), S. 121f.

die frontale Hinwendung der Augen zum Betrachter, die Kontrast-
überhöhung und gleichzeitige Verschiebung der Tonwerte in Richtung der Bildlichter eine Intensivierung der situativen Bezüge zum
Betrachter erzeugt, die in der Ikonographie der Bildenden Kunst seit
ehedem zur Darstellung des Erschreckens verwendet wurde. [66]

Die Pose spielt für Georges Didi-Huberman eine bemerkenswer-
te Rolle, denn auf deren Verständnis baut er seine Argumentation auf.
Das versteht man am besten mit Hilfe einer sprachlichen Annäherung.
Eine mindestens vierfache Bedeutung liegt dem französischen Begriff
der *pose* zugrunde. Da wäre das technische Bedeutungsfeld, das unter
pose eine Verlegung, das heisst eine Installation, versteht. Eine *mise en
place* von Bodenplatten oder Elektroinstallationen, aber auch die *pose de la première pierre*, also die Grundsteinlegung. *Le petit Robert* gibt
noch weitere Zusammenhänge an, die hier nicht wiederholt werden
müssen. Das zweite Bedeutungsfeld beschreibt die Einnahme einer
bewusst gewählten Körperhaltung zum Zwecke des Angeschautwer-
dens. Ein Modell posiert. Dann bezeichnet der Begriff das Verhalten
eines affektierten Menschens. *Le petit Robert* definiert hier negativie-
rend:

»Elle reste au contraire parfaitement naturelle, dénuée de la
moindre pose (Montherl.)«.[67]

Und viertens bezeichnet der Begriff die Belichtung einer lichtemp-
findlichen Oberfläche. Im französischen Begriff der *pose* lassen sich
also schon ausschließlich sprachlich die Konstruktion von etwas, ein
technisches Verfahren, die körperliche Haltung eines Modells sowie
die innerliche Haltung einer Person zusammenfassen, was - frei aus-
gedrückt - die

»Kunst, die Tatsachen ins Werk zu setzen« mit der »Ästhetik
wie einer Ethik der Tatsache«[68]

---

[66]Man vergleiche Caravaggios *Medusenhaupt* aus dem letzten Jahrzehnt des Cinque-
cento. Michelangelo Merisi da Caravaggio (1571-1610): Das abgeschlagene Haupt der
Medusa. Um 1592-1600, Öl auf Leinwand / Holz, Durchmesser 55 cm, Florenz, Uffizi-
en.
[67]Rey-Debove, Josette; Rey, Alain (Hrg.): Le nouveau Petit Robert. Paris, 1993, abgekürzt PR (1993), hier PR (1993), S. 1734.
[68]Vgl. Didi-Huberman (1997), S. 29.

verbindet. Dies ist der vom Lexikon vorgegebene Bedeutungshorizont. Interessant aber ist auch der Sinnzusammenhang, in den das Wort *pose* gestellt wird. Im vorangegangenen Absatz konnte mit Hilfe des Begriffes der zentrale Inhalt des Buches Didi-Hubermans angedeutet werden: Konstruktion - Mediengebrauch - Schauspielerei - Hysteriehaltung. Beschäftigt man sich allerdings ausschließlich mit dem fotografischen Zusammenhang, konzentriert man sich unweigerlich auf den Mediengebrauch und die Körperhaltungen, also auf die Krankheit sowie deren fotografische Erfassung. Auf den Fotografen und sein Modell. Hier verbindet Didi-Huberman beide Bereiche, indem er das französische Wort *pause* ins Spiel bringt, das in der Aussprache etwa identisch zu *pose* klingt. Diese phonetische Ähnlichkeit nutzt Didi-Huberman, wenn er von der *pause* schreibt als dem

»Anhalten, Aufhören, die Pause. Ich meine das Anhalten, ... in dem sich die photographische Pose konstituiert, wie das Innehalten in einem Rhythmus, das Bewahren eines Rhythmus.«[69]

Doch gerade damit setzt er das lexikalisch festgelegte Belichten mit dem Posieren einer Person gleich, motiviert die Körperhaltung der fotografierten Patientin in einer Aufnahme aus deren individuellen, konkreten Wollen, anlässlich des Vorhandenseins eines Fotografen. Das interne amouröse Bedingungsverhältnis zwischen Hysteriepatientinnen und dem wissenschaftlich aufstrebenden Ärzteteam: es findet hier einen punktuellen Moment. Aber nur dann, wenn Belichtungszeit und Hysteriehaltung in der Dauer des Moments ineinsgesetzt werden können. Von dieser Annahme macht Didi-Hubermans Argumentationsstruktur sich abhängig.

»Die Bilder ... sind eine Dauer, eine Dauer und vorlogische Zeit der Blicke, die modulieren: Rhythmen des Bewahrens ... und des Vorhaltens; ein Flattern wie von Wimpern und Lidern, Öffnen-Schließen; die Dauer des Augenblicks, der Blicke; die Dauer von ›eystants‹wie Joyce schrieb, ›fuitographen‹oder was weiß ich?«[70] »Augustine - ... wir meinen ... die großartige und re-

---

[69]Didi-Huberman (1997), S. 122.
[70]Didi-Huberman (1997), S. 123f.

gelmäßige Serie ihrer Posen ... -, Augustine war also das Starmodell einer ganzen Hysteriekonzeption ... Was Augustine zu einem der großen Stars der Iconographie photographique de la Salpêtrière machte, das war vor allem die Art des zeitlichen Ablaufs ihrer Attacken, immer schön unterteilt durch ›Pausen‹ und ›Entreakte‹, die Art des dramaturgischen Schnitts ihrer Symptome in Akte, Szenen und Bilder. Die besagte plastisch regelmäßige Intermission. Auf diese Weise gab sich ihr Körper rücksichtslos hin, klein a, klein b, klein c. Und damit schien er dem Vergessen, daß die Darstellung als Form der Zeit ein gewisses Unglück der Zeit vergißt, Vorschub zu leisten;«[71] »wenn die Zeit der Pose sich hinzieht, ist das sogar ein Glück für den Photographen. Das nennt sich hysterische Kontraktur.«[72]

So entsprechen sich Modell und Fotograf in technischer Hinsicht, und damit auch die Krankheit und das Medium. Was geschieht hier eigentlich? Didi-Huberman baut Assoziationsketten. Ausgehend von der Annahme, dass der Fotograf in den 1870er schwierige, weil ausgedehnte Belichtungszeiten zu meistern habe, entlehnt er der fotografischen Begrifflichkeit den französischen Ausdruck *temps de pose*, der auf deutsch *Belichtungszeit* bedeutet,[73] und identifiziert mit diesem die Dauer einer muskulären Kontraktion als Dauer einer von einem Modell eingenommenen voluntativen Pose, im größeren dramenstrukturellen Kompositionszusammenhang aus

»Akten, Szenen und Bildern«,[74]

sowie Zwischenspielen und Pausen. Vorausgesetzt werden jedoch der zeitlichen Dauer dieses Schauspiels kompatible und längere Belichtungszeiten. - Was jedoch, wenn die Voraussetzung längerer Belichtungszeiten sich als fotografiegeschichtlich strittig erweist?

---

[71] Didi-Huberman (1997), S. 137.
[72] Didi-Huberman (1997), S. 138.
[73] PR (1993), S. 2226f.
[74] Didi-Huberman (1997), S. 137.

2.3 Fotografiegeschichte

Die Geschichte der Fotografie erweist sich gerade in der Zeit zwischen 1850 bis 1890 als überaus spannend. Die Zahl der Erfindungen ist Legion. Nur wenige Jahre nachdem George Eastman (1854-1932) die *Kodak*-Kamera für Rollfilm auf 1888 Papier und 1889 auf Zelluloid erfand,[75] konnte der bereits erwähnte Albert Londe die Fotografie 1893 als perfektioniert erachten.[76]

Die Fotografiegeschichte kennt die Verbreitung der *Daguerrotypie* ab 1839,[77] nach vorangegangenen grundlegenden Forschungen durch Joseph Nicéphore Niépce (1765-1835), der um 1826 mit einer lichtempfindlich gemachten Zinkplatte arbeitete. Diese mussten ganze acht Stunden exponiert werden.[78] 1840 erfolgte die galvanische Versilberung der Daguerrotypieplatten , damit ergab sich eine Verkürzung der Belichtungszeiten durch höhere Sensibilität. Diese Verbesserung der Lichtempfindlichkeit der Daguerrotypieplatten wird durch das *Quickstuff*-Verfahren ermöglicht, indem Chlorbromsilber aufgedampft wird. Erfinder ist John Frederick Goddard.

1840 erfolgt die Berechnung des Petzvalobjektives[79] mit einer Öffnung von 1/3,5 gegenüber der bisherigen 1/17, was wiederum die Belichtungszeiten verkürzt, weil eine höhere Lichtstärke genutzt werden kann. Bisher arbeitete man mit etwa zehn Minuten bis zu einer Stunde, jetzt sind immerhin Zeiten unter einer Minute möglich.[80]

1851 wird das Kollodiumnassverfahren erfunden.[81] Mit Hilfe dieser Technik werden vergrößerungs- und reproduktionsfähige Glasne-

---

[75]LdN (1997), S. 122.

[76]Londe (1893), S. 1.

[77]Kupfer, Christian; Monse, Hanns Rolf; Neumann, Alfred (Hrsg.): Fotokino-Lexikon. Leipzig, 1964, abgekürzt FKL (1964), hier FKL (1964), S. 74.

[78]Zu Joseph Nicéphore Niépce vgl. v.a. die schlüssige und spannende Darstellung in Busch, Bernd: Belichtete Welt. Eine Wahrnehmungsgeschichte der Fotografie. Frankfurt, 1995, erstveröffentlicht im Hanser Verlag, 1989, hier Busch (1995), S. 178ff. Buschs Darstellung hat den Vorteil, dass sie den medialen *impact* der Fotografie im 19. Jahrhundert darzustellen vermag. Ferner vgl. LdF (2002), S. 182. Zu Louis Jacques Mandé Daguerre (1787-1851) vgl. LDF (2002), S. 67.

[79]Busch (1995). S. 218 und S. 367.

[80]FKL (1964), S. 272.

[81]FKL (1964), S. 197 zu Kollodium generell, FKL (1994), S. 183 zum Verfahren

gative gewonnen. Erfinder ist Frederick Scott Archer.[82] Diese Technik wird ca. dreißig Jahre lang favorisiert und in Reproduktionsanwendungen bis in die 1920er Jahre angewendet. Die Normalanwendung liegt in der Kontaktkopie. Als Positivmaterial dient das Albuminpapier Louis Désiré Blanquart Evrards. Was uns hieran interessiert, ist neben der Eignung zur beliebigen Reproduktion die Steigerung der Empfindlichkeit: die der Kollodiumplatte ist etwa einhundert Mal höher jene der Daguerreotypie.[83] Das Verfahren setzt sich durch, wird marktfähig. Schon ab 1854 benutzt der französische Fotograf André Adolphe Eugène Disdéri[84] in der Portraitfotografie Albuminpapier für das *Carte-de-Visite*-Format von 6 x 10,2 cm, auf das die Kollodiumnassplatten aufkontaktet werden. Tausende solcher Fotos überschwemmen innerhalb kurzer Zeit Paris, Frankreich, Europa.

Die Kollodiumnassplatte wird ab 1855 mit einer Albuminschicht bedeckt und bekommt den Namen *Taupenottrockenplatte*.[85] Das Verfahren ist einfacher zu handhaben. Die neuen Platten brauchen jedoch eine etwa achtfache Belichtungsverlängerung gegenüber der Kollodiumnassplatte, was eine Empfindlichkeitsminderung um 3 EV bedeutet. Dafür sind die Platten ein halbes Jahr verwendbar. Der Beginn der industriellen Fertigung der Taupenottrockenplatte durch die Liverpool Dry Plate and Photographic Printing Company, mit Silberbromid als lichtempfindlicher Substanz, setzt 1867 ein. Währenddessen werden Disdéris Kollodiumnassplattenabzüge immer beliebter. Zum Format der *Carte de Visite* tritt der Abzug in *Cabinet*-Größe, 16,5 x 10,2 cm, also ungefähre Postkartengröße.

1870-1871 schließlich fotografierte André Adolphe Eugène Disdéri die Pariser Kommune. Die Besonderheit dieser Aufgabe lag in der Anwendung des Materials im Freien, in Gesichtspunkten der Mobilität. Um die möglicherweise verwendeten Belichtungszeiten zu ermitteln, sei auf 1871 vorgegriffen: Richard Learch Maddox (1816-1902)[86] veröffentlichte zu dieser Zeit eine Beschreibung seiner Erfindung der

---

[82]Busch (1995), S. 367.
[83]Vgl. FKL (1964), S, 100f zur Empfindlichkeit.
[84]LdF (2002), S. 43.
[85]FKL (1964), S. 356.
[86]FKL (1964), S. 231.

Gelatinetrockenplatte mit einer Bromsilbergelatineschicht. Er steigerte die Empfindlichkeit damit gegenüber der Kollodiumnassplatte von 1851 nochmals um den Faktor 100 und erreicht damit eine Empfindlichkeit von ca. 5 ISO in einem gut handhabbaren Trockenplattenprozess. Für eine sonnige Landschaft ohne Wolken braucht es bei einer Filmempfindlichkeit von 5 ISO etwa 1/8 Sekunde bei einer Blende von 1/4, wie sie beim Petzvalobjektiv mit einer Lichtstärke von 1/3,5 in etwa vorhanden war. Bei einer einhundertfachen Lichtempfindlichkeit gegenüber der Kollodiumnassplatte (exponentielle Steigerung) ergibt dies einen Unterschied von etwa 6-7 Lichtwerten bzw. Blenden. Es war mit einem Petzvalobjektiv und den Kollodiumnassplatten also möglich, Belichtungszeiten von 4 bis 8 Sekunden zu erreichen, und dies schon ab 1851!

Außerdem brachte 1865 John Trail Taylor eine erste Blitzpulvermischung aus Magnesiumpulver, Antimonsulfid, Kaliumchlorat und Schwefelblume auf den Markt. Diese brannte kontrolliert ab und ergab einen definierten Lichtblitz,[87] im Gegensatz zu einfachen Magnesiumstreifen, die unkontrolliert und mit inkonstanter Lichtleistung abbrannten.[88] 1887, für die alte *Iconographie* zu spät, entwickeln Adolf Miethe (1862-1927) und ein gewisser Johannes Gädicke ein verändertes Blitzlichtpulver mit einer noch kürzeren Leuchtzeit von 1/30 Sekunde, das mit seiner kurzen Leuchtdauer die Schreckreaktion der fotografierten Menschen zum Verschwinden brachte.[89] Noch bedeutender war jedoch die neue Handhabung der Trockenplatten mit Bromsilbergelatine, für die man kein separates Dunkelkammerzelt mehr benötigte, in dem man die Platten vor der Belichtung nass beschichten sollte, wenn man nicht auf die minderempfindlichen Taupenottrockenplatten ausweichen wollte.

»Der Gebrauch der Bromsilbergelatinetrockenplatte (etwa seit 1871) vereinfachte die technische Handhabung der Momentaufnahme so weit, daß nicht nur die Aufzeichnungsgeschwin-

---

[87]Zu Blitzlicht vgl. FKL (1964), S. 61-63.

[88]FKL (1964), S. 231.

[89]LdN (1997), S. 293. Vgl. auch: Miethe, Adolf: Grundzüge der Photographie. Halle a.d. Saale, 1893, und Ders.: Lehrbuch der praktischen Photographie. Halle a.d. Saale, 1896.

digkeit des Mediums sich der Bewegung seiner Motive anmessen konnte, sondern auch die Zeitökonomie des Verfahrens die zügige Bewegung des Fotografen in einer sich wandelnden Situation zuließ.«[90]

Zwar trifft dies nicht unmittelbar auf die ersten Ausgaben der *Iconographie* zu, weil diese noch per Kollodiumnassverfahren und Fotolithografie illustriert wurden. Aber die Tendenz zur Mobilisierung der Kamera zeichnete sich deutlich ab. In der Perfektionierung der fotografischen Techniken und Prozesse entwickelten sich also neue Aufgabengebiete. Die Bromsilbergelatinetrockenplatte erleichterte die Fotografie auch für Amateure. Fotografie wird zu einem immer breiter genutzten Medium. Eadweard Muybrigde (1830-1904)[91] fertigt 1877 die ersten Reihenaufnahmen von beweglichen Motiven an, Serienfotos mit mehreren Dutzend synchronisierten Fotoapparaten.[92] 1880 werden bewegte Bilder im Zoopraxiskop gezeigt. Die kommerzielle Verwertung von bewegten Bildern in Charles Emile Reynauds Praxinoskop erfolgt 1892 als *Optisches Theater* in Paris.

1880 entwickelt schließlich Ottomar Anschütz (1846-1907)[93] eine Kamera mit Schlitzverschluss, die 1890 in veränderter Form patentiert wird. 1881 nutzt er die Bromsilbergelatinetrockenplatten für Momentaufnahmen, 1882 fotografiert er das Kaisermanöver bei Breslau. Ein Meilenstein der Momentfotografie stellt Anschütz' Eigenentwicklung dar, der Rolltuchschlitzverschluss[94] mit 1/1000 Sekunde Belichtungszeit für Bromsilbergelatinetrockenplatten in einer Handkamera. Im selben Jahr publiziert Etienne-Jules Marey (1830-1904)[95] Notizen in wissenschaftlichen Fachzeitschriften zur Momentfotografie.[96]

---

[90]Busch (1995), S. 367.

[91]LDF (2002), S. 175.

[92]Zur technischen Problematik vgl. Busch (1995), S. 368, dort auch der Zusammenhang zu Marey.

[93]LDF (2002), S. 11.

[94]FKL (1964), S. 316f.

[95]LDF (2002), S. 161.

[96]Marey, Etienne-Jules: La photographie du mouvement. -in : La nature: revue des sciences et de leurs applications aux arts et à l'industrie, 22.07.1882, S. 115-116; Ders.: Sur la reproduction par la photographie des diverses phases du vol des oiseaux . -in: Comptes rendus hebdomadaires des séances de l'Académie des Sciences, 1882,94, S.

Vielleicht kann man die damalige Aufbruchsstimmung aufgrund der neuen Emulsionen, der guten Handhabbarkeit und der kurzen Verschlusszeiten mit der heutigen digitalen Begeisterung vergleichen, die sich von der eigentlich perfektionierten analogen Fotografie absetzt. Denn mit der Entwicklung der Schicht aus Bromsilbergelatine und des Trägers aus Nitrozellulose entwickelten sich kleinere, auch vom Amateur handhabbare Kameratypen.[97] Da die Empfindlichkeit des Materials ebenfalls gesteigert wurde, brachte man neuartige und bezahlbare Kameraverschlüsse auf den Markt. 1890 erfanden Bausch und Lamb in den USA den *Iris*-Zentralverschluss,[98] 1904 die Gauthiers in Calmbach den *Koilos*-Zentralverschluss mit 1/300 Sekunde. Von 1924-1932 gesellten sich zu diesen und anderen Modellen der Tuchschlitzverschluss der *Leica* und der Metalllamellenverschluss der *Contax*, Typen, die heute noch in einäugigen Spiegelreflexkameras angewendet werden. Der Zentralverschluss wurde mit dem Rollfilm bis weit in die zweite Hälfte des 20. Jahrhundert in der zweiäugigen *Rolleiflex* und in Sucherkameras angewendet und findet sein elektronisches Pendant in digitalen Sucherkameras.

Es wurde, um nach diesem Exkurs wieder zur *Erfindung der Hysterie* zurückzukommen, angedeutet, dass es mit einem Petzvalobjektiv und Kollodiumnassplatten möglich war, Belichtungszeiten von 4 bis 8 Sekunden zu realisieren. Ist das zu lange für eine im Bett liegende Patientin mit starr verkrampften Gliedmaßen? Bernd Busch weist in seinem Buch *Belichtete Welt. Eine Wahrnehmungsgeschichte der Fotografie* darauf hin, dass sich spätestens für Muybridge in den 1870er Jahren die

»Belichtungszeit nicht mehr aus dem Verhältnis zwischen der

683-684; Ders.: Photographies instantanées d'oiseaux au vol . -in: Comptes rendus hebdomadaires des séances de l'Académie des Sciences, 1882,94: S. 823. Ders.: Emploi de la photographie instantanée pour l'analyse des mouvements chez les animaux . -in : Comptes rendus hebdomadaires des séances de l'Académie des Sciences, 1882,94, S. 1013-1020. Später entwickelte sich aus den Notizen ein Buchprojekt: Marey, Etienne-Jules: La méthode graphique dans les sciences expérimentales et principalement en physiologie et en médecine. Deuxième tirage augmenté d'un supplément sur le développement de la méthode graphique par la photographie. Paris, 1885.
[97]Vgl. dazu auch Londe (1893), S. 1.
[98]FKL (194), S. 406.

Beleuchtung des Motivs und der Lichtempfindlichkeit des Aufnahmematerials [bestimmte; d.V.], sondern aufgrund eines in diesen Bedienungszusammenhang [der seriellen Momentfotografie; d.V.] eingefügten, kalkulierbaren Zeit-Ausschnitts.«[99]

Diese Feststellung ist herausragend wichtig, denn sie beschreibt die eigentliche Loslösung vom technischen Konzept der Belichtung in Abhängigkeit von Lichtempfindlichkeit und Lichtmenge. Jene Faktoren wirkten einschränkend. Im positiven Sinn aber erfolgte die Erarbeitung einer subjektiv wählbaren Zeitdauer für die Belichtung der fotografischen Platte. Zwar feierte Muybridge seinen großen Erfolg erst um 1878, also zu der Zeit, in der die *Iconographie*-Ausgabe von 1878 gerade bessere Bilder als die vorangegangen zeigte. Aber es wurde, wie oben gesehen, schon seit 1865 mit durch den Fotografen definierten und dosierten künstlichen Lichtmitteln gearbeitet, wie das Beispiel des Blitzpulvers zeigt. - Nun besteht Muybridges Leistung jedoch nicht im Gefrieren eines einzigen Momentes zum Bild, sondern in der Atomisierung von Bewegungen,

»und aus diesem Grund wirkten sie als Wahrnehmungssensation. Sie zerrütteten die Posen der Kunst, in denen diese die Bewegung zum Bild verdichtet hatte«.[100]

Dieser Sichtweise allerdings eignet die Perspektive des Fotografen. Eine *Pose der Kunst* ist in diesem Zusammenhang ein bildnerisches Mittel zur verdichteten Darstellung von Bewegung. Wir denken formalästhetisch an Räumlichkeit, Komposition, Lichtführung, Linienführung, also an strukturelle Gestaltungsmittel, die ein Künstler im Werk anwendet.

Die Sicht Didi-Hubermans hingegen betont die Haltung der Patientin, der der Fotograf sich anzupassen habe. Hieraus ergibt sich überhaupt erst die Möglichkeit eines psychisch-technischen Entsprechungsverhältnisses zwischen Fotograf und Patientin. Ist der Fotograf hingegen technisch autonom, kann er nach eigenem Willen Belichtungszeiten und alle anderen Gestaltungsmittel wählen, dann verkennt Didi-Huberman dessen künstlerische Potenz im Auftrag der

---

[99] Busch (1995, S. 368.
[100] Busch (1995), S. 370.

Medizin, was natürlich mit einer plakativen Überzeichnung der Rolle der Hysterikerin einhergeht, vgl. die Kapitelüberschrift *Der Zauber von und mit Augustine.*[101] Eine Dämonisierung der Frau vor dem kontrastiven Hintergrund der bürgerlichen Gesellschaft. Das Kunstwerk ist für Didi-Huberman eben nicht die Darstellung, das Bild, sondern die Patientin selbst, die zur Skulptur als Artefakt erstarrt.[102] Kunst schafft sich in einer solchen Denkweise selbst, Künstler sind nur Werkzeuge ihrer Autoemanation. Eine durch und durch metaphysische Auffassung, die eine magische Selbstmanifestation des Abgebildeten in seiner Abbildung annimmt, ja die Abbildung gänzlich abhängig vom sich sublimierenden Abgebildeten macht. Der Hersteller dieses Artefaktes ist Didi-Huberman zufolge also nicht der Fotograf, sondern seltsamerweise - der Arzt, Jean Marin Charcot. Auch nicht Bourneville, der doch dieser sich selbst produzierenden Skulptur der Augustine / Louise die hysterischen Ausdrucksmittel verschaffte. Didi-Huberman agiert hier inkonsequent, ähnlich den freien phonetischen Assoziationen zu *pose* und *pause.*

»Charcot ... war auf der Suche nach einer dramatischen Einheit und nicht nach einer Spaltung. Er betrieb weniger Interpretation als vielmehr Szenographie ... Er benötigte alles auf derselben Bühne, eine Art Gehege der Sichtbarkeit, für seinen einen Blick ... Was Bourneville [den kleinen Assistenten, und damit auch Régnard, seinen Fotografen; d.V.] angeht, kann man sagen, daß er alles, was Augustine träumte, aufrichtig zu erzählen bemüht war ...«,[103]

womit Didi-Huberman Bourneville als einen naiven, vollständig im Banne der hysterischen Vision stehenden Tropf zeichnet. Es müsste daher geprüft werden, ob Bourneville und Régnard als Verfasser der *Iconographie* wirklich nur wiedergeben oder ob sie selbst künstlerisch in Erscheinung treten. Natürlich ist dem so, was den Sinn des vorliegenden Buches begründet, und was noch nachzuweisen ist. Dazu aber muss auch genauer untersucht werden, worin die spezifisch künst-

---

[101] Busch (1995), S. 370.
[102] Vgl. Didi-Huberman (1997), S.138.
[103] Vgl. Didi-Huberman (1997), S. 152-153.

lerische Leistung der beiden besteht. Die Gestaltungsweisen müssen miteinander verglichen werden. Und dies sei unsere begründete Annahme: Bourneville und Régnard propagierten das Hysteriekonzept auf künstlerischem Wege, bewusst und unabhängig von der Geltung Louise X. als Hysteriegeschöpf Charcots.

Doch sollten an dieser Stelle noch zwei zeitgenössische Auffassungen betrachtet werden, die unseren historisch orientierten Einwände gegen die Gleichsetzung von Belichtungszeit, Pose und Geschehenspausen untermauern: die des Cheffotografen der Salpêtrière ab 1882, Albert Londe, allerdings mit seiner Publikation von 1893,[104] sowie die des französischen Portraitfotografen André Adolphe Eugène Disdéri, der schon 1862 das Buch *L'art de la photographie* veröffentlichte.[105] Erst dann kann eine spezifisch kunstwissenschaftliche Analyse der Abbildungen der *Iconographie* erfolgen.

2.4 1893: Albert Londe an der Salpêtrière

Zuerst zu Londe. Die Verwendung von Bromsilbergelatine wurde Londe zufolge erst ab 1882, unter seiner Leitung, an der Salpêtrière eingeführt.[106] Zehn Jahre später stellt er sich die Frage nach der besten Belichtungszeit überhaupt nicht mehr, wenn er auf seine Erfahrung hinweist, dass die Fotografie gerade die flüchtigen Momente als selbstverständlich ansehe.[107]

»Dans l'étude de certaines affections nerveuses ... la photographie s'impose pour garder l'image exacte de ces phénomènes trop peu durables pour être analysés par l'observation directe. Il est même des hypothèses dans lesquelles l'œil lui-même ne saurait percevoir les mouvements pas trop rapides; il est ainsi dans les crises d'épilepsie, les attaques d'hystérie, la marche

---

[104]Londe (1893).

[105]Disdéri, André Adolphe Eugène: L'Art de la Photographie. Paris, 1862. In der Folge wird folgende Ausgabe verwendet: Disdéri, Eugène: Essai sur l'art de la photographie. Anglet, 2003, abgekürzt mit Disdéri (2003).

[106]Londe (1893), S. 2.

[107]Vgl. Londe (1893), S. 3ff.

dans les cas pathologiques, etc.«[108]

Das ganzheitliche Wahrnehmen mit den körperlichen Sinnen trete sogar als unvollkommen hinter die Momenterfahrung mit ausschließlich fotografischen Mitteln zurück. Das sollten wir uns auf der Zunge zergehen lassen, denn die folgenden Ausführungen zeigen die Konsequenzen.

Entsprechend der etablierten Strahlkraft der Salpêtrière werden deren fotografische Installationen als vorbildlich beschrieben, mit einem Atelier, einem Hell- und einem Dunkelraum, entsprechend der drei Arbeitsschritte Aufnahme, Entwicklung und Kopie.[109] Wichtig sind große Glasfenster, die leicht zugänglich viel Licht liefern sollen. Natürlich dürfen sich keine größeren Bäume oder Häuser um das Atelier herum befinden.[110] Die Ausrichtung des Ateliers sollte störendes direktes Licht, das zudem störende Schatten (Fensterkreuze) wirft, berücksichtigen, also von Norden nach Osten reichen. Südlicher Lichteinfall sei lediglich für die stärkste physische Bewegung des Modells zu nutzen.[111] Man konnte auch auf Blitzlicht zurückgreifen.[112] - Die Qualität des Lichtes wurde in unseren bisherigen Überlegungen noch nicht berücksichtigt. Das Licht sollte möglichst diffus sein, weshalb man auf geriffelte Fensterscheiben zurückgriff. Dadurch kamen die Gesichtszüge der weiblichen Patientinnen besser zum Vorschein. Aufhellungen mit reflektierenden Oberflächen nutzten das Licht erst richtig aus.[113] Zur Kontraststeuerung, das heisst zur Verflachung der Tonwertskala oder aber zur Anhebung, kam die Belichtungszeit in Anwendung.

»La conaissance de ces faits [des Zusammenhanges von Belichtungszeit und Kontrast; d.V.] et leur application judicieuse sera

---

[108]Londe (1893), S. 3-4. Dem entspricht die Vorstellung einer weitgehenden Wiedergabe inneren Erlebens durch die äußere Physiognome.

[109]Vgl. Londe (1893), S. 8ff.

[110]Vgl. Londe (1893), S. 10.

[111]Vgl. Londe (1893), S. 11.

[112]Vgl. Londe (1893), S. 131ff. Londe spricht die Verwendung von steuerbarem, kurz aufblitzendem Pulver an, vorher hatte man langsam abbrennende Magnesiumstreifen benutzt, weshalb vorzugsweise die Augäpfel bewegungsunscharf gerieten, vgl. die Abbildungen in Iconographie (1875) und Iconographie (1876).

[113]Vgl. Londe (1893), S. 67.

de la plus grande utilité dans certains cas. Ainsi, si les contrastes du modèle sont trop accentués, on les atténuera en augmentant la pose. Au contraire, le sujet manque-t-il d'oppositions, on obtiendra d'excellents résultats avec des poses un peu trop courtes.«[114]

Das entspricht einer Über- bzw. Unterbelichtung zur Kontrastreduktion bzw. -verstärkung. Hier gilt: eine Überbelichtung hebt die Tonwerte der Schatten an, zeichnet die Schatten durch. Mit einer empfindlichkeitsabschwächenden Unterentwicklung der Bromsilberemulsion verhindert man das Ausschießen der Lichter ins reine Weiß. Es ergeben sich gut durchgezeichnete Negative mit geringerem Kontrastumfang als normal. Umgekehrt: die Unterbelichtung durch kürzere Belichtungszeiten verhindert eine Durchzeichnung der unterbelichteten Bildschatten. Gleichzeitig werden aber auch die Lichter unterentwickelt. Steigert man die Filmempfindlichkeit jedoch ausgleichend durch eine verlängerte Entwicklungszeit, erreichen die unterbelichteten Lichterpartien eine größere Dichte als normal, während die unterbelichteten Schatten aufgrund einer gewissen Schwellenempfindlichkeit des Materials dunkel bleiben. Resultat ist ein kontrastreicheres Bild als normal.

Nehmen wir doch einfach das von Didi-Huberman gebrachte Bild der eingangs dieses Kapitels erwähnten Kontraktur des Gesichtes.[115] Warum sollte in diesem sehr kontrastreichen Bild nicht auch eine Kontraststeigerung vorliegen, entsprechend der Methode Unterbelichtung und Überentwicklung? Es war auch das Mittel der Kontraststeuerung durchaus möglich, kürzere Belichtungszeiten einzusetzen,[116] da nach der Unterbelichtung ja eine empfindlichkeitssteigernde Überentwicklung erfolgte.

Außer dieser technischen Auswirkung der Kontraststeuerung ist

---

[114]Londe (1893), S. 67-68.
[115]Didi-Huberman (1997), S. 120.
[116]Die systematische Kontraststeuerung in der Schwarzweißfotografie durch Belichtung und Entwicklung wird von Ansel Adams und anderen im sog. Zonensystem propagiert, vgl. Adams, Ansel: Das Negativ. München, 1982; Fischer-Piel, Peter: Das Zonensystem in der Schwarzweiss- und Farbfotografie. Berlin, 1986. Zakia, Richard; Lorenz, Peter; White, Minor: The New Zone System Manual. New York, 1979.

erwähnenswert, dass der Fotograf selbst einen bestimmten Bildausdruck wählt. Der Umgang mit Tonwerten stellt eine elementare Verwendung von Gestaltungsmitteln dar und ist keinesfalls trivial im Sinne einer blossen Abbildung einer Sache mit technischen Prozeduren. Die Verkürzung auf die technische Fragestellung der *temps de pose* wird diesem Sachverhalt also nicht gerecht. Vielmehr treffen wir hier wieder die bereits zu Muybridge bemerkte Loslösung vom technischen Konzept der Belichtung im Sinne der nun subjektiv wählbaren Belichtungsdauer an.

Die Fotografie des 19. Jahrhundert war eben nicht von der erst durch Eastman geprägten Black-Box-Mentalität (Kodak Nr. 1) eines *You press the button, we do the rest*-Slogans durchdrungen, sondern griff auf selbststeuerbare chemische Prozesse und variabel handhabbare, dicke Emulsionen zurück. Die fotografische Entwicklung war ein bedeutender Teil des medialen Ausdrucks. Eine normierte Empfindlichkeit gab es damals noch nicht in der Form, wie sie heute als Maßgabe des *Deutschen Institutes für Normung (DIN)* oder der *International Standards Organization (ISO)* existiert. Lichtempfindlichkeit und Belichtungszeit waren dem Bildausdruck nachgeordnete Werte. Für ambitionierte Schwarzweißfotografen sind sie das noch heute. Erst präzise Dünnschichtsicherheitsfilme und geringtolerantes Farbmaterial, versandfertige Filmpatronen und ausgelagerte Schnelllabors reduzieren die gestalterische Rolle des Fotografen auf den Moment der Aufnahme - als Ergebnis einer euphemistisch propagandierten Motivkonzentration. Der autonome Umgang mit Material und Technik aber schafft Ausdrucksmöglichkeiten. Darüber hinaus werdnen Kopfstützen, also technische Hilfsmittel zur Fixierung des Modells zum Zwecke einer bewegungssscharfen Abbildung, nur bei übermaßstäblichen Großaufnahmen von Kopf, Augen und Mund benutzt -

»cependant toutes les fois que la position, l'attitude du malade seront charactéristiques, il faudra proscrire [verbieten; d.V.] d'une manière absolue de l'appui-tête«,[117]

womit Didi-Hubermans Annahme, das zur Skulptur erstarrte Modell solle wenigstens für die Dauer der Belichtung eine unveränderliche

---

[117]Londe (1893), S. 15.

Ansicht bieten, spätestens ab 1893, eher jedoch für die Zeit ab 1882, da Londe seine Erfahrungen an der Salpêtrière sammelte, eben nicht mehr zutrifft. Denn die Kopfstütze ist in allen anderen Fällen als der übermaßstäblichen Darstellung verboten! - Und dann sogar dies:

> »Nous croyons doc qu'en ce qui concerne les tremblements, les phénomèmens du même ordre, il y aura intéret à obtenir sûrement et volontairement des épreuves comportant un flou relatif. La valeur de ce flou sera réglée d'après le plus ou moins de rapidité du mouvement observé.«[118]

Es handelt sich hier um die Beschreibung eines strukturellen fotografischen Bewegungssymbols,[119] an dem alles außer der Bewegung selbst fixiert bleibt.[120] Die sich bewegende Sache wird also als Varianz in einem System von Invarianten dargestellt. Nur in einer solchen Verwendung macht das Atelier Sinn: hier kann der Fotograf für invariante Bedingungen sorgen, wozu Londe sogar die vom Fotografen intendierte Belichtungszeit zählt:

> »on peut poser le temps voulu«![121]

Außer sukzessiven monoszenischen Serienbildern[122] sieht Londe also spätestens 1893 Aufnahmen bis 1/10 Sekunde zum Zwecke der Nutzung von Bewegungsunschärfe in monoszenischen Einzelbildern als legitimes, ja sogar gefordertes fotografisches Vorgehen an! Und überhaupt: was Kopfabbildungen anging, so reichten dem Mediziner Bildgrößen von 5 cm durchaus aus, um vergleichen zu können, weshalb der Fotograf keine zu großen Abbildungsmaßstäbe anstreben sollte.[123] Aber auch das verkürzte aufgrund des verminderten Auszuges die eigentliche Belichtungszeit.

---

[118]Londe (1893), S. 89.
[119]Vgl. zum *Bewegungssymbol* der Bewegungsunschärfe den wenig berücksichtigten Klassiker eines praktischen Fotografen: Feininger, Andreas: Große Fotolehre. München, 2001, hier abgekürzt mit Feiniger (2001), S. 407-417.
[120]Vgl. Londe (1893), S. 88.
[121]Londe (1893), S. 89.
[122]Vgl. Londe (1893), S. 87f. Londe wollte sicherlich auch die Bewegungsfotografie nach Muybridge, Marey und Anschütz an der Salpêtrière einführen, um die Hysterie abzubilden; eine Diskussion deren Ansätzen erfolgt unter Londe (1893), S. 106ff.
[123]Vgl. Londe (1893), S. 71.

Große Objektivauszüge zur Erreichung großer Abbildungsmaßstäbe erforderten längere effektive Belichtungszeiten. In der Arbeit mit großformatigen Laufbodenkameras mit Negativgrößen um 13 x 18 cm und Objektivbrennweiten um 25 cm gelangte man sehr schnell in die Makrofotografie, in der sich diese Gesetzmäßigkeit drastisch auswirkte. Verfügte das Atelier jedoch über eine gewisse räumliche Größe und konnte der Fotograf mit seiner Kamera Distanz zwischen sich und seinem Modell aufbauen, so erweiterte er nicht nur seine Bewegungsmöglichkeiten zur Handhabung der Kamera, sondern gewann bei gleichbleibender Belichtungszeit auch Tiefenschärfe, innerhalb derer sich die Patientin befand.[124] Der Begriff der *Schärfe* bezieht sich also nicht nur auf Bewegungsschärfe, die der Belichtungszeit und der Bewegung des Modells geschuldet ist. Er bezieht sich auch auf den Tiefenraum, innerhalb dessen eine szenische Anordnung scharf gezeichnet wird, weil die Zerstreuungskreise auf der Emulsion bei vorgegebener Blende unterhalb einer gewissen Größe bleiben. Bei großformatigen Aufnahmen dürfen diese Zerstreuungskreise größer sein als bei kleineren, weil die Vergößerungsmaßstäbe bei der späteren Reproduktion kleiner sind. Das vergleichsweise große Aufnahmeformat unterstützt also den Schärfeeindruck.[125] Die größere Distanz zwischen Kamera und Modell bewirkt jedoch auch eine stärkere Distanzierung zwischen der hysterischen Frau und dem fotografierenden Mann, der sich zudem unter einem großen dunklen Tuch auf ästhetische Erscheinungsweisen der Patientin auf der Mattscheibe der Kamera und die technische Handhabung erst der nassen Kollodiumplatten, dann der Trockenplatten mit Bromsilbergelatine konzentrieren konnte.

Albert Londe sieht also spätestens 1893 aufgrund seiner praktischen Erfahrung seit 1882 die Hauptprobleme der Fotografie an der Salpêtrière nicht in der Momentaufnahme. Vielmehr gibt er erfahrene Ratschläge zur bewußten Gestaltung der Aufnahmen mit verschiedenen Schärfearten, Lichtgestaltung, Tonwerten, Kontrastumfang, damit Körperlichkeit und Plastizität sowie Rhythmen von Lichtern und

---

[124]Vgl. Londe (1893), S. 15, S. 33, S. 71
[125]Nicht zuletzt auch aus diesem Grund benutzte die amerikanische *Gruppe 64* um Ansel Adams Großformatkameras.

Schatten, sogar mit Inszenierung und Choreografie:

>rapproche-t-on les deux mains de la bouche comme dans l'acte
d'envoyer un baiser, le sourire apparaît immédiatement sur les
lèvres. La réaction du geste sur la physiognomie est manifeste et l'on peut tour à tour, rien qu'en modifiant l'attitude des
mains, voir se peindre sur la figure du malade l'extase, la priè-
re, la colère, la tristesse, le défi, etc.«[126]

Sogar die bewußte Provokation hysteroepileptischer Ereignisse zu bestimmten Zeitpunkten entsprechend der fotografischen Utilität ge-
hört zum Repertoire. Im Atelier nimmt der künstlerisch begabte Paul
Richer hierfür Gongschläge.[127]

Londes Buch von 1893 hat für uns den methodischen Nachteil,
dass es erst nach der Einführung der neuen Techniken an der Salpêtrière erschien. Zwar schildert Londe seine Erfahrungen ab 1882,
und fotografisch unbedarft war er 1882 ja auch nicht, sonst hätte man
ihm nicht die Leitung des fotografischen Dienstes der Salpêtrière über-
tragen. Vielmehr zeugen die sofortige Einführung der industriell ge-
fertigten Bromsilbergelatine-Trockenplatte und die Einrichtung des
Dienstes vom Erkennen auszubauenden Potentials. Doch einen allei-
nigen Nachweis, dass Bourneville und Régnard in den vorangegangenen Jahren ähnlich dachten, können die zeitlich nachfolgenden Sachverhalte eigentlich nicht liefern.

2.5   1862: Eugène Disdéri im Portraitstudio

Deshalb wenden wir uns nun noch einem der - quantitativ - bedeu-
tendsten Portraitfotografen der Zeit zu, Eugène Disdéri, um evident
zu machen, dass die technische Einschränkungen in der Fotografie bei
der Herstellung aussagekräftiger Aufnahmen um 1860 nur noch eine
untergeordnete Rolle spielten.

Eugène Disdéri ist nicht der Einzige, der um 1860 fotografische Literatur verfasste.[128] Was jedoch der Verfasser des Vorwortes zur parti-

---

[126]Londe (1893), S. 91.
[127]Vgl. Londe (1893), S. 90ff.
[128]Es seien zusätzlich genannt, nach der Aufstellung Fabrice Masanès' im Vorwort der

ellen Reedition des Textes Disdéris anmerkt, ist, dass nur Disdéri auf die strukturellen Beziehungen der Fotografie zur (Camaïeu-)Malerei eingeht,[129] womit die gestalterische Übernahme der Qualität des Lichtes, der Maßstäblichkeit und der Proportionen, Hell-Dunkel-Effekte, die Verteilung von Licht und Schatten, Perspektive, Bildponderation genauso gemeint sind wie Themenwahl und Motivausschnitt.[130] Später nennt er noch die Erscheinungsweise der Körperformen im Raum, die Oberflächenbehandlung durch das Licht, Buntwerte und Helligkeiten von Farben, deren Kontrastwerte sowie Dominanzverhältnisse in der Farb- und Helligkeitsverteilung.[131] Mit diesen Mitteln operiert der Künstler nach eigenen Vorstellungen ihres schönheitlichen Zusammenspiels:

»Chacun ... selon les idées qu'il se fait de la beauté, choisit son sujet; dans la scène à représenter, il dispose les parties, il combine le clair-obscur; dans l'exécution même, il trouve pour l'aspect général de son œuvre, les nuances infinies.«[132]

Dem Wissen um die eigene Vorstellung zur Schönheit entspricht das Wissen um die adäquate Umsetzung:

»il faut savoir pourquoi [eine Sache; d.V.] est belle, et si cette beauté peut être exprimée par les moyens de l'art spécial que l'on pratique; il faut connaîitre la clef de toutes les combinaisons propres à ce language particulier auquel on veut faire exprimer des idées ou des sentiments.«[133]

Wiederveröffentlichung des Essais in Disdéri (2003): de la Blanchère, Henri: L'art du photographie comprenant les procédés complets sur papier et sur glace négatifs et positifs. Paris, 1859; er schrieb aber auch über Jagdhunde und Waldschädlinge. In diesem Buch beschreibt er v.a. das Kollodiumnassverfahren und dessen Auskopie auf Salzpapier. Mayer & Pierson: La photographie considérée comme art et comme industrie, histoire de sa découverte, ses progrès, ses applications - son avenir. Paris, 1862. Blanquart-Evrard, Louis-Desirée: Intervention de l'art dans la photographie. Lille, 1863. Vgl. Masanès in Disdéri (2003), S. 44.

[129] Disdéri (2003), S. 45. Zur Camaïeu-Malerei vgl. Disdéri (2003), S. 51.
[130] Vgl. hierzu Disdéri selbst in Disdéri (2003), S. 49f.
[131] Vgl. Disdéri (2003), S. 52f.
[132] Disdéri (2003), S. 50.
[133] Disdéri (2003), S. 51.

Der wesentliche Unterschied zwischen Malerei und Fotografie aber besteht Disdéri zufolge in den Sehweisen. Die Malerei vereint, erzeugt und gruppiert, lässt verschiedene gesammelte Eindrücke nach Belieben deutlicher hervor- und andere zurücktreten, während die Fotografie das Vorhandene reproduziert, es dementsprechend sucht, auswählt und mitteilt.[134]

> »Il faut ... qu'il [der Fotograf; d.V.] trouve dans la réalité même tous ces éléments réunis, «[135]

über die der Maler synthetisch verfügt. Und hierbei sucht der Fotograf einen realen Kulminationspunkt von Handlung und Aussage, ein Maximum des Ausdrucks:

> »C'est ici surtout que le choix constitue une vraie création, s'il s'est arrêté justement sur ce moment très court où la nature a atteint au maximum de l'expression qu'on a cherché.«[136]

Der Topos von der *Suche nach der Bildaussage* beinhaltet ganz eigene Fragestellungen zum Begriff der *Wahrheit* bzw. *véracité*, der uns schon im Vorwort von Bournevilles und Régnards *Iconographie* von 1878 begegnete. Nach Disdéri akkumuliert die Malerei die Bildelemente, um sie zu einem Bildganzen entsprechend der Vorstellungen des Malers zusammenzufügen. Der Maler

> »n'a pas besoin de peindre la realité, il la dédoigne au contraire, et c'est pa la création de scènes possibles et vraisemblables qu'il cherche surtout à exprimer son idée«.[137]

Die Fotografie blendet hingegen aus und hebt Vorhandenes hervor. In ihr wird die Wahrhaftigkeit des Abgebildeten vorausgesetzt, weshalb die fotografische Abbildung eine mehr oder weniger exakte Reproduktion darstellt. Die Kunst des Fotografen

> »consiste à choisir dans des scènes que lui offre la réalité, à savoir apporter à ces spectacles les modifications que lui permet

---

[134]Vgl. Disdéri (2003), S. 55ff. Zur Auswahl vgl. Disdéri (2003), S. 60.
[135]Disdéri (2003), S. 56.
[136]Disdéri (2003), S. 58.
[137]Disdéri (2003), S. 59.

la nature des choses et que lui dictent les lois souveraines de la beauté.«[138]

Diese spezielle Form Wahrheitsvoraussetzung eignet der Malerei nicht. Sie muss sich der Wahrheit nähern, indem sie Glaubwürdigkeit, Plausibilität, Wahrscheinlichkeit und Wahrheitsähnlichkeit entspricht. *vraisemblance* und *vérisimilité* stellten vor allem in der französischen Malerei seit dem 16. Jahrhundert unabdingbare Voraussetzungen für Bildende Kunst dar und dürfen keineswegs mit *Wahrheit* bzw. *véracité* verwechselt werden.[139] Letztere stellt die Wahrheit des Dargestellten vor, wirft dementsprechend metaphysische, transzendentale Implikationen auf, die auf der Relation eines Sachverhaltes und seiner Abbildung und Beurteilung gründen. Plausibilität und Glaubwürdigkeit sind jedoch keineswegs auf objektiv-reale Sachverhalte angewiesen,[140] weil sie auf gemeinschaftlicher, intersubjektiver Erfahrung, auf Vernunft und Meinung als Kriterien der Konvenienz und Kohärenz gründen.[141] Die von der Fotografie postulierte Wahrheit eines der Darstellung externen Sachverhaltes lässt Vernunft und Meinung, intersubjektive Erfahrung, Konvenienz und Kohärenz in einer ersten Hinsicht irrelevant werden. *véracité* stellt ein Mittel dar, den Kritiker der Beobachtung ein für alle Mal zum Schweigen zu bringen bzw. für alle Zeiten gültige Ausgangspunkte zu schaffen, was man als empirische Grundlegung bezeichnen kann. In einer zweiten Hinsicht aber spielen die genannten Kriterien für Disdéri dann aber doch noch eine Rolle, weil er der Fotografie die

»souverän herrschenden Gesetze der Schönheit«[142]

voraussetzt, damit die Motivwahl und -darstellung ästhetischen Regeln der Einheitlichkeit unterwirft, die entsprechend der konzentrier-

---

[138]Disdéri (2003), S. 60.

[139]Vgl. hierzu die Ausführungen über den Begriff der *verisimilitudo* seit Cicero und Qunitilian in: Le Bozec, Yves (Hrsg.): Le vrai et le vraisemblance. Rhétorique et poétique. Lille, 2005.

[140]Vgl. Aristoteles: Poetik. Stuttgart, 1982, hier Aristoteles: Poetik (1982) 1460b, 25, S. 85ff.

[141]Vgl. hierzu Ricoeur, Paul: Zeit und Erzählung. 3 Bde. München, 1988, abgekürzt mit Ricoeur (1988), mit dem Begriff der *mise en intrigue* in Band 1.

[142]Disdéri (2003), S. 60.

ten Wiedergabe gefundener Eindrücke anzuwenden sind. Erinnern wir uns: Disdéri will die Fotografie auf die Malerei beziehen, womit er immer auch deren Kategorien anwenden muss, um nicht Äpfel mit Birnen zu vergleichen.

>La photographie n'est donc point la peinture; elle est comme elle une branche des arts plastiques; comme elle aussi, elle à une esthétique propre qui découle de l'ensemble des moyens dont elle dispose pour exprimer la beauté qui comprend l'unité [sic!; d.V.] dans le sentiment et dans l'aspect optique, fin commune de tous les arts plastiques. C'est l'ensemble de ces moyens qui détermine en effet les sujets qui sont du ressort de cet art, ceux qu'il ne doit point aborder et qui donne les règles positives sur la manière de les traiter.«[143]

Die *souverän herrschenden Gesetze der Schönheit* gilt es in vielerlei Hinsichten zu verstehen. Disdéri selbst schwankt in der Bezeichnung des

>intérêt dominant d'un charactère déterminé«[144]

zwischen dem Anliegen einer übergeordneten platonisch zu verstehenden Schönheit,[145] einer bloßen Autorintention, nach der sich die Gestaltung richten sollte,[146] der Charakterisierung und schließlich der Typisierung dargestellter Individuen im Portrait,[147] bis er dann zu einer

>unité d'intérêt dans la composition«[148]

in den elementaren und strukturellen Gestaltungsmitteln gelangt. Diese Einheit des künstlerischen Interesses in der Komposition berücksichtigt, dass

>les accessoires qui l'environnent [das Portrait eines Menschen; d.V.], les draperies, l'architecture, les lointains, le ciel, lui seront

---

[143]Disdéri (2003), S. 60.
[144]Disdéri (2003), S. 61.
[145]Vgl. Disdéri (2003), S. 60.
[146]Vgl. Disdéri (2003), S. 61.
[147]Vgl. Disdéri (2003), S. 61.
[148]Vgl. Disdéri (2003), S. 62.

complètement subordonnés: si le fond du tableau représentait une action très intéressante, l'attention du spectateur serait divisée, troblée.«[149]

Erfolgt nun diese Konzentration auf den Menschen, so sind auch dessen Sozialleben, seine Gedanken und Gewohnheiten zu berücksichtigen,[150] ist sein Charakter zu studieren, der den tragenden Zug des intendierten Portraits ausmachen soll. Der Fotograf

> »pourra choisir l'attitude et le geste et l'expression, ainsi que la distance, la lumière, le vêtement et les accessoires du tableau, procéder à la recherche des combinaisons optiques propres à mettre en évidence ce que ses observations lui ont révélé, composer le portrait, en un mot.«[151]

In der Kulmination von Handlung und Aussage aber stellt dieser reproduzierte tragende Zug des intendierten Portraits die Folge der Wahrheitsvoraussetzung und des apriorischen Wahrheitskontaktes dar. Der Fotograf gestaltet aktiv das Bild und inszeniert die Bildgegenstände entsprechend der Observationen am Modell, kann sich dabei jedoch immer wieder auf dessen reales Vorhandensein stützen, auf die *véracité* seiner empirischen Erfahrung.

Disdéri rät dem Fotografen sogar, den intendierten moralischen Ausdruck des Modells selbst so weit zu internalisieren, dass er denselben beim Modell hervorrufe.[152] Der Fotograf lebt sich also analysierend in die Begebenheiten einer am Modell observierten Haltung ein, um das Modell zur intensivierten Wiederholung dieser Haltung zu bringen, was natürlich eine Beeinflussung des Modells entsprechend der eigenen Vorstellungen vom persönlichen Ausdruck des anderen darstellt.[153] Die bildliche Gestaltung unterstützt diese Artikulation der fotografischen Vorstellung vom anderen. Tragend wird diese Auf-

---

[149]Disdéri (2003), S. 61.

[150]Vgl. Disdéri (2003), S. 63.

[151]Disdéri (2003), S. 65.

[152]Vgl. Disdéri (2003), S. 79.

[153]Vgl. Disdéri (2993), S. 82f: der intelligente und ernsthafte Künstler nimmt nach Disdéris Meinung als Ausgangspunkt seiner Studien nicht bloß die körperliche Schönheit des Abgebildeten, sondern auch dessen Ausdruck.

fassung Disdéri zufolge in Genre- und Historienszenen, sowie in Szenen, in denen Handlung dargestellt werden soll. Der Fotograf muss zum Gegenüber eine Beziehung aufbauen, die dem Modell die intendierten Gefühle, Empfindungen und Haltungen hervorrufen, auf die sich eine entsprechend vorbereitete Gestaltung beziehen kann.[154] Es sind dies kleinere, befreite Genredarstellungen mit einer festen, begrenzten Raumdefinition und minimaler Personenzahl, wie etwa bei Jean Baptiste Siméon Chardin, der von Disdéri als Beispiel neben Van Ostade, Pierre de Hooge und Granet genannt wird.[155] Der Fotograf liefert damit sich selbst und das Modell dem künstlerischen Kalkül aus.[156] Beide müssen in einer plausiblen Beziehung zum Bildganzen stehen, dem

»juste rapport qui existait entre l'expression morale et le type matériel et qui constituait l'unité de la figure.«[157]

Diese Plausibilität, für Georges Didi-Huberman festzumachen an der Skulptur der zum Kunstwerk gewordenen dämonisierten hysterischen Kreatur, die ein demiurgischer Ausnahmedoktor Charcot erschuf, diese Plausibilität sieht Eugène Disdéri, der Fotograf, im Gegensatz zu Didi-Huberman als Wesentliche generiert durch das Tun des Fotografen, das sich an tradierte Kunstformen hält, keineswegs aber an eine Selbstreproduktion des Modells. Echte Kunst arbeitet für Disdéri mediengerecht, was im Fall der Fotografie Einfachheit, Klarheit der Intention, Natürlichkeit und die Auswahl einer besten Ansicht voraussetzt.[158] Die Inszenierung sollte die natürlichen Haltungen, Handlungen und Umgebungen des Modells berücksichtigen[159] und versuchen, in diesem komplexen Zusammenhang kompositorische, strukturelle Klarheit zu schaffen.[160]

»Les règles de la composition le guideront [den Fotografen; d.V.]

---

[154]Vgl. Disdéri (2003), S. 90.
[155]Vgl. Disdéri (2003), S. 89.
[156]Disdéri (2003), S.90.
[157]Disdéri (2003), S. 93f.
[158]Disdéri (2003), S. 95.
[159]Vgl. Disdéri (2003), S. 96.
[160]Vgl. Disdéri (2003), S.97.

dans la recherche de l'unité, par le choix d'une dominante de masses, de lignes, de clairs ou de foncés, par la disposition de masses subordonnées, reliées entre elles et à la masse dominante; elles lui feront bientôt concevoir les divers changements qu'il importe d'obténir, ce qu'il faudrait retrancher, ce qu'il faudrait ajouter; elles le détermineront dans le choix de l'heure et de la nature de la lumière, et dans celui du point de vue.«[161]

Aus eigener Anschauung kann der Fotograf hierbei

»déduire tout un ensemble de règles qui le dirigeront d'une manière sûre dans la pratique de son art.«[162]

Prüfen wir doch abschließend die Sichtweise Didi-Hubermans am Normalportrait von Louise X., die bei ihm Augustine X. heißt.[163] Hierzu erlaube ich mir ein längeres Zitat, das nicht zuletzt auch die Ausdrucksweise Didi-Hubermans demonstriert. Didi-Huberman schreibt, dass die Hysterische sich selbst

»Außer-Sich im Bezug zur Zeit« begreife »und dieses Außer-Sich hinterläßt Fährten, Spuren und Symptome im Sichtbaren: Umtriebe und Umwege der Hysterischen im Sein, ein Bezug der Zeit zum Dasein, das ist hier vielleicht das ›Fragwürdige‹ par excellence. Diese Fährte könnte die Aura sein, ein Atem, der durch ihr Haar streifte und seltsame Geräusche in ihren Geist brachte. Ein Wunsch, etwas Zukünftiges, das die Repräsentation befällt und in dem einer Versuchperson, eine Wahnsinnige, ihre ganze macht selbst bestimmt. Ein Unglück, und zwar ganz einfach jenes ›eines ungewissen und wechselnden Ganges der Ereignisse‹, was dem Sinn des griechischen Wortes aura selbst gleichkommt. ... Dieses Bild ist selbst nicht viel mehr als eine Unregelmäßigkeit: ganz genau ein Entreakt, eine Ruhepause im ›üblen Zustand der Hysterie‹, denn, sagt Charcot, ›die Kontraktur steht bei den Hysterischen immer unmittelbar bevor‹, denn, ›im im üblen Zustand der Hystero-Epilepsie gibt

[161] Disdéri (2003), S. 96f.
[162] Disdéri (2003), S. 98.
[163] Didi-Huberman (1997), S. 127, vgl. Iconographie (1878), Tafel 14.

es von Zeit zu Zeit Ruhepausen, wie Entreakte, in welchen die Konvulsionen und das Delirium für einen Moment unterbrochen werden‹. Dieses Portrait entspricht einer Erwartung und einer Hast: Man hat diese Ruhepause im Leiden von Augustine erwartet, vielleicht um sie schnell auf die Estrade hinauf zu führen, frisiert und angekleidet, zwischen den Bühnenvorhang und das schwarze Tuch des Photographen, um dann, in aller Eile, ›eine normale Physiognomie‹ von ihr aufzunehmen. Es ist also wahrscheinlich, daß dieser Entreakt hier zwischen grausamen Szenen und Theatercoups lag ...«[164]

Dem Modell droht Didi-Huberman zufolge der Bewusstseinsverlust.[165] In der Abfolge der darauf folgenden, schockierenden Tafeln der *Iconographie* von 1878 stellt die Normalansicht für Didi-Huberman einen Unzustand dar, eine

»Unterbrechung zwischen zwei Bildern«.[166]

Louise trage in der Normalansicht ein *Quasi-Gesicht* in einer Pose,[167] ohne evidente Individualisierung, unterworfen der tatsächlichen Sinnhorizont der Hysteriedarstellung. Für ihn bedeutet die Normalansicht eine Absenz des hysterischen Daseins, die er durch den pseudoempirische Erfahrung einer *Aura Hysterica* merkwürdigerweise als

»Vorboten der hysterischen Attacke «[168]

begreifen kann. Mit diesem im Gegensatz zur Privation positiven Begriff der *Aura* sind die von Louise empfundenen Schmerzen in den Ovarien gemeint, das Knotengefühl in der Brust, das sie am Atmen hindert, ein Zuschnüren des Halses sowie Schläfenpochen und ein Pfeifton im Ohr.[169] Pseudo-empirisch ist dieser Begriff deshalb, weil ausschließlich Louise resp. Augustine die Erfahrung der Aura macht. Der Textautor Bourneville kann lediglich auf sein eigenes subjektives

---

[164]Didi-Huberman (1997), S. 126.

[165]Didi-Huberman (1997), S. 126.Didi-Huberman (1997), S. 126.

[166]Didi-Huberman (1997), S. 129.

[167]Vgl. Didi-Huberman (1997), S. 98f.

[168]Vgl. Didi-Huberman (1997), S. 113f.

[169]Vgl. Iconographie (1878), S. 129 sowie Didi-Huberman (1997), S. 114.

Empfinden bestimmter indirekter Anzeichen zurückgreifen, nämlich dass Louise unfreundlich und reizbar sei.[170] Man könnte nun, wie Didi-Huberman dies tut, den Begriff der *Aura Hysterica* mit dem der *Aura* der spiritistischen Fotografie des 19. Jahrhunderts oder mit der *Aura* der Ästhetik Walter Benjamins (1892-1940) vergleichen,[171] um auf assoziativ-spekulativem Weg intersubjektives Verständnis zu evozieren. Man würde damit dem Bild von Louise resp. Augustine jedoch keineswegs gerecht. In diesem nämlich ist von einer bevorstehenden oder überwundenen Hysterieattacke keine Spur zu sehen, obgleich das Mädchen psychologisierend abgebildet wird.

Worin besteht eine psychologisierende Abbildung? Zu einer solchen schreibt Eugène Disdéri, dass durch die Verwendung weichen Lichtes eine stärkere Individualähnlichkeit einer abgebildeten Person erreicht wird, während hartes und gerichtetes Licht dazu dient, die Gesichtszüge bis hin zur Typisierung zu akzentuieren.[172] Hartes Licht von oben ergibt energische Schatten, die leicht ins Martialische fallen können.[173] Dementsprechend akzentuieren Reflexe und Aufhellungen die Gesichtszüge. Licht vermag sogar die Taille zu silhouettieren.[174] Während weite Kleidung und dichte Stoffe die körperlichen Extremitäten unterdimensional wirken lassen, hebt straffsitzende Kleidung die Kopf- und Handdimensionen hervor.[175] Einzelnes Licht belebt, weswegen die Lichtführung hervorheben, aber auch zurücktreten lassen kann.[176] Zu einer Beleuchtungssituation wie in der Abbildung der Louise bemerkt Disdéri, dass dunkle Gründe einen davor sich befindlichen Kopf kleiner scheinen lassen, als das die helle Gründe tun, vor denen der Kopf hervortritt.[177] Mit diesem Handwerkszeug des Fotografen kann also ganz plausibel die charakterliche Individua-

---

[170] Bei Didi-Huberman (1997), S. 114 steht für den Begriff *irritable*, vgl. Iconographie (1878), S. 133, *irritierend*, was jedoch falsch zu sein scheint, weil er *reizbar* bedeutet, was m.E. auch mehr Sinn macht.
[171] Vgl. Didi-Huberman (1997), S.103ff.
[172] Vgl. Disdéri (2003), S. 81.
[173] Vgl. Disdéri (2003), S. 81.
[174] Vgl. Disdéri (2003), S. 82.
[175] Vgl. Disdéri (2003), S. 69.
[176] Vgl. Disdéri (2003), S. 69.
[177] Vgl. Disdéri (2003), S. 69.

lisierung Louises differenziert werden. Deren kompakter, in engansitzender Kleidung gekleideter Körper wird durch den dunkleren Hintergrund leicht silhouettiert, was die Erscheinung von der Umgebung abhebt und die Figur in ihrer räumlichen Formung autonom stehen lässt. Stellt doch der Aspekt der Form der Körper im Raum bei Disdéri eine der wesentlichen Fragestellungen der Fotografie dar.[178] Zugunsten dieser Kompaktheit erscheint der Kopf durch den dunklen Hintergrund zwar kleiner, jedoch keineswegs weniger individuell. Denn die ganze Gestalt des enggekleideten Körpers tritt gegenüber den bedeutend helleren Tonwerten in Gesicht und Händen zurück.

Der zarte Ausdruck des Gesichtes entspricht dieser künstlerischen Differenzierung. Zwar befindet sich Louise durch den direkten Blickkontakt mit dem Betrachter in starken situativen, nicht jedoch narrativen Bezügen. Der Blick kann die Figur in ihrer statuarischen Erscheinung einhüllen, gleichsam die betrachtende Bewegung um das Schauobjekt herum antizipieren. Diese vorweggenommene und verinnerlichte Bewegung um das Sitzbild des Mädchens herum wird unterstützt durch den nach rechts abschließenden Bogen des linken Armes sowie durch die Verwendung eines Objektives mit vergleichsweise kurzer Brennweite und großem Bildwinkel. Dieses Objektiv betont zwar die Proportionen, bildet dafür aber tiefenscharf ab. Trotzdem - oder vielleicht gerade deshalb - aber herrscht zwischen Modell und Betrachter eine intersubjektive Distanz. Die resultiert aus der Portraitform als Kniestück, aus dem großen ungegliederten Rockschurz und aus der oben erwähnten figürlichen Autonomie des fotografierten Subjektes. Der jugendliche Charakter Louises und ihr wohlgeformtes Äußeres werden thematisiert, ohne ihre autonome Würde in Frage zu stellen. Dies erfolgt durch die Angabe von Formkonturen, die sich in der Schwarzweißdarstellung grafisch ausnehmen, so z.B. im oberen Kontur des Rockschurzes, in der Knopfleiste über dem kompakten Busen, in der Form des Kragens. Wir sehen diagonal von links unten nach rechts oben aufsteigende, längsführende und impulsive Konturen des rechten Armes sowie einen vielfach abgestuften Abstieg des Blickes am linken Arm mit einer langen, quer verlaufenden Faltentreppe. Dadurch ergeben sich sich die Hinführung und das Verweilen

---

[178]Vgl. Disdéri (2003), S. 52f.

im Antlitz des Mädchens. Die links sichtbare Rückenstütze des Stuhls leitet über vom aufsteigenden Rockkontur zum rechten Arm. Der gekrümmte Flächenkontur der kompakten Rückenlehne selbst wiederholt den schwungvollen Bogen des Rockkonturs und übersetzt nach oben.

Im oberen Bildteil entfaltet sich aus einer leicht geöffneten rechten Hand das jugendliche Gesicht in einer vom weißen Kragen gefassten Blüte. Bis hin zu den Augenbrauen und zum Kinnkontur reicht der sensible Umgang des Fotografen mit dem Licht und der Entwicklung der Tonwerte in der Dunkelkammer. Beide Konturen entsprechen den grafisch-linearen Angaben der Lippen und der Augen auf weißem Teint. Belebt werden sie durch die delikaten Volumina der im zarten Licht herausgearbeiteten Unterlippen- und Augenpartien. Gezopftes Haar, ein Ohrring und eine Schleife verleihen dem autarken Antlitz der Herangewachsenen aparte Sinnlichkeit, an der der Blick des Betrachters verweilen kann. Zuletzt schafft eine große dunkle Hintergrundfläche dem im Goldenen Schnitt angelegten Haupt geistige Bewegungsfreiheit. Wir sehen: die genauere Betrachtung der bildlichen Gestaltung hebt das künstlerische Vermögen des Fotografen hervor, der mit seiner Kunst ganz spezifischen Ausdruck im Sinne einer Figurencharakterisierung zu schaffen vermag. Dieses Vorgehen ist nicht auf kurze Belichtungszeiten oder eine über das normale Maß des Portraitsitzens hinausreichende Schauspielkunst des Modells angewiesen. In der Tat stellt die Normalansicht der Louise in Tafel 14 der *Iconographie* von 1878 eine überaus solide Portraitleistung dar, die keineswegs en passant, zwischen zwei hysterischen Attacken, erbracht worden sein kann. Und sollte dies doch der Fall sein, so kann man darin auch einen Nachweis für die künstlerische Autonomie des Fotografen sehen, dem das Modell sich in kürzester Zeit zu unterwerfen hat.

Paul Régnard und Desiré Magloire Bourneville sind also keineswegs arme, ganz im Banne der hysterischen Erscheinung stehenden Tropfe, wie Didi-Huberman das antönen lässt. Die spezifisch künstlerische Leistung Régnards ist wohlüberlegt und besteht in der professionellen Beherrschung des Mediums Fotografie entsprechend der schon 1862 von Disdéri geforderten Orientierung an der traditionellen Portraitmalerei. Ob Charcot eine solche Abbildung der Louise oder eine der anderen, nachfolgenden, eine der hysterischen, intendierte, mag dahingestellt sein. Vor dem Hintergrund der Wissenschaftspolitik, die er betrieb, zur Bewilligung von Mittel und Ressourcen, erscheint diese Erkenntnis sogar trivial. Es ließe sich sogar fragen, ob Charcots peinliche Autodidaktik auf dem Gebiete der bildenden Künste zu einer überzeugenden Inszenierung der Hysterie gereicht hätte. Wichtiger ist vielmehr die Frage nach dem Wie der künstlerischen Vorgehensweise Bournevilles und Régnards - und dass Wissenschaft hier tatsächlich mit künstlerischer Schöpfung Hand in Hand geht.

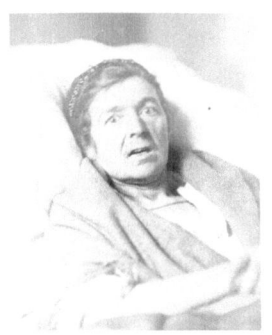

Abbildung 2.4: N.N.: *Gesichtskontraktur*. Abb. aus: Iconographie
(1875), Tafel XVI, konserviert an der Bibliothèque Charcot (Université Pierre et Marie Curie) - Hôpital de la Salpêtrière.

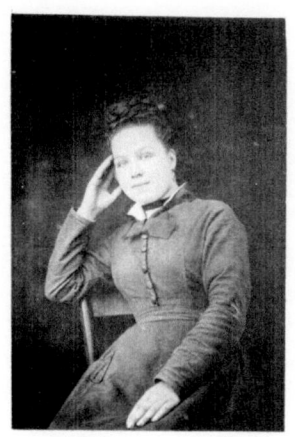

Planche XIV.

HYSTÉRO-ÉPILEPSIE

ÉTAT NORMAL.

Abbildung 2.5: Régnard, Paul: *Hystéro-Epilepsie - État Normal.* Abb.
aus: Iconographie (1878), Tafel XIV, konserviert an der Bibliothèque
Charcot (Université Pierre et Marie Curie) - Hôpital de la Salpêtrière.

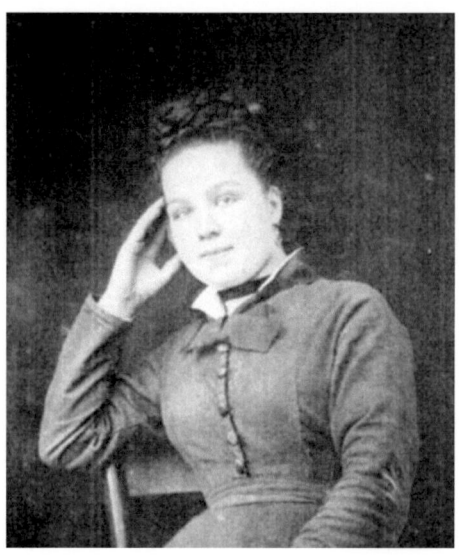

Abbildung 2.6: Régnard, Paul: Ausschnitt aus *Hystéro-Epilepsie - État Normal*. Abb. aus: Iconographie (1878), Tafel XIV, konserviert an der Bibliothèque Charcot (Université Pierre et Marie Curie) - Hôpital de la Salpêtrière.

Kapitel 3

Untersuchungen

3.1 Ästhetisierung der Protokollsituation

Der natur- bzw. humanwissenschaftliche Anspruch der *Iconographie* ist unter heutigen wissenschaftstheoretischen Bedingungen rasch widerlegt. Ihn zu begründen, das scheint müßig. Aussagen wie diese:

> »Une circonstance plaiderait, d'ailleurs, en faveur de son recit: c'est l'arrêt de développement des membres paralysés qui, chez elle, est beaucoup plus considérable que chez toutes nos autres malades«[179]

etablieren immer wieder methodisch nicht zulässige Vergleiche mit anderen Kranken. Dadurch werden jene in dasselbe Krankheitsbild gerückt und ihre Symptome der singulären Beobachtung eines einzigen, paradigmatischen Falles subsumiert. Die Logik: gerade *weil* in diesem Beispiel eine gelähmte Körperhälfte auffällig geringer ausentwickelt ist als die anderer Kranker, kann der Fall in einer solchen Argumentation als ein besonderes Beispiel für die geringere Entwicklung gelähmter Körperhälften überhaupt dienen. Der *Iconographie* liegt darüber hinaus auch keine ausreichend dokumentierte Beobachtungsgrundlage zugrunde. Deshalb sind auch keine empirisch breiten Aus-

---

[179]Iconographie (1878), S. 11.

sagen über Krankheitsverläufe möglich. Insofern ist die Bezeichnung *Ikonografie* irreführend. Denn dieser Begriff beschreibt in der kunst-geschichtlichen Tradition eine mehr oder weniger kumulative, syste-matisierende Methode zur Bereitstellung von Interpretationshorizon-ten, die aus vorhergehenden, thematisch zusammenhängenden Para-digmen bestehen und die eine bislang nicht realisierte, jedoch plau-sible Erklärung zu einem Sachverhalt liefern sollen.[180] In der *Icono-graphie* von 1878 werden jedoch nur ein halbes Dutzend Fälle über-haupt behandelt, mit einem ikonografischen Fundus von lediglich et-wa drei Dutzend Abbildungen.[181] In dieser eher alltagsprachlichen Wortbedeutung steht *Iconographie* für ein Album, in dem Sachverhalte illustriert werden. In der *Iconographie* werden zudem die Determinan-ten der Erscheinungen durch selektive Beschreibungen vage gehalten, wodurch sich Bourneville methodisch absichern kann. Denn in einem Kontinuum an Ambiguitäten kann jede Beobachtung argumentations-gerecht und zielgerichtet zur Bestätigung der eigenen Annahmen ver-wendet werden. Um hier ein Besipiel zu nennen, sei auf die observa-torische Willkür verwiesen, die nicht zusammenhängende Daten in einen nicht formulierten, jedoch suggerierten Bezug setzt, wenn etwa Regelblutungen zusammen mit Hystero-Epilepsie-Schüben erwähnt werden.[182] Nicht nur, dass gerade dieses konkrete Protokoll aus will-kürlichen Observationen besteht - es wird in der Folge noch nicht ein-mal ausgewertet.

Doch genau in der von äußeren Zwängen freien Auswahl, im will-kürlichen Verfügen, liegt die Voraussetzung für eine künstlerische Sub-ordination von darzustellenden Sachverhalten unter das Prinzip der künstlerischen Einheit. Wir erinnern uns an diese Forderung Eugène Disdéris.[183] Um der *Iconographie* als Kunstwerk gerecht zu werden, müssen sowohl die sprachlichen als auch die bildlichen Sachverhalte und ihre Relationen untersucht werden.

Schauen wir uns die Falldarstellung an. Augustine Louise X., in

---

[180]Vgl. in kunsthistorischer Hinsicht den Sammelband von Kaemmerling, Ekkehard (Hrsg.) Ikonographie und Ikonologie. Theorien - Entwicklung - Probleme. -in: Bildende Kunst als Zeichensystem. Bd. 1. Köln, 1994.

[181]Vgl. hierzu auch Gauchet / Swain (1997), S. 67.

[182]Vgl. Iconographie (1878), S. 166f.

[183]Vgl. Disdéri (2003), S. 61f.

se ferment, les muscles du cou, à droite, se convulsent; | La tête se fléchit, le menton venant s'appliquer sur la ré-

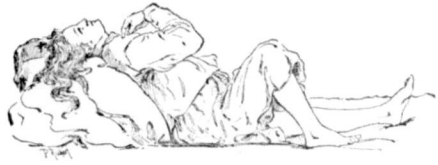

Fig. 5.

X... se plaint de tiraillements dans la tempe droite et dans | gion sternale ; le tronc s'incline en avant, est vertical,

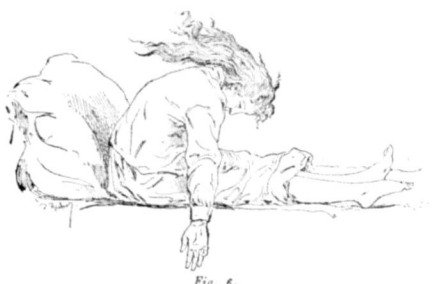

Fig. 6.

la moitié correspondante du cou. Après un court *arrêt*, survient un *second temps*. | puis s'infléchit de telle façon que le front arrive à quelques centimètres des genoux. Si-

Abbildung 3.1: Richer, Paul: *Schemazeichnungen Chorée Rhythmique.* Abb. aus: Iconographie (1878), S. 156, konserviert an der Bibliothèque Charcot (Université Pierre et Marie Curie) - Hôpital de la Salpêtrière.

der *Iconographie Louise* genannt, kam 1874 im Alter von 15 Jahren in die Salpêtrière. Zum Zeitpunkt der Veröffentlichung war sie also seit drei Jahre in der Klinik. Ein intelligentes Mädchen, des Lesens kundig, aufgeweckt, jedoch angeödet vom *Leben der Heiligen*, in dem sie in einer von Schwestern geleiteten Lehranstalt immer wieder in Klausur (Zelle) lesen musste.[184] Sie wurde fast vergewaltigt durch einen Maler Jules, der zudem seine Frau misshandelte. So sammelte sie Angsterlebnisse.[185] Ihre Mutter hatte einen außerehelichen Liebhaber namens C., dem sie sich ebenfalls in körperlichen Dingen dienbar machen sollte, wogegen sie sich allerdings wehrte - bis der Maler, selbst verheiratet, sich die Dreizehnjährige mit Alkohol und Versprechen gefügig machte.[186] - Das Genitaltrauma hinderte sie am Gehen. Die latente Bedrohung durch die Ehefrau C.'s verstärkten ihren Schock und lösten erste Attacken aus. Später entwickelte sich eine Beziehung zu einem Emile, was familiäre Auseinandersetzungen nach sich zog, in deren Verlauf die Liebesbeziehung der Mutter zu C. zum Vorschein kam, worauf der Vater von Louise verbitterte, ja sogar an seiner Vaterschaft gegenüber Louise zweifelte. Louises Attacken häuften sich unterdessen.[187]

Die medizinischen Bestandsaufnahmen zeigten ein starkes, kräftiges Mädchen in der Pubertät:

> »X... [Louise; d.V.] est grande, bien développée (cou un peu fort, seins volumineux, aisselles et pénil couverts de poils), decidée de ton et d'allures, d'humeur mobile, bruyante. N'ayant plus rien des manières de l'enfant, elle a presque l'air d'une femme faite et pourtant jamais elle n'a été réglée.«[188]

Nichts anderes als eine gute körperliche Verfassung hatten wir nach der Betrachtung ihres Portraits erwartet. Ganz gesund ist sie jedoch nicht, und so wird ein allgemeiner Verlauf der vollständigen Hystero-Epilepsie rekonstruiert. Der Verlauf gliedert sich in einen ersten Teil,

---

[184]Vgl. Iconographie (1878), S. 124.
[185]Vgl. Iconographie (1878), S. 126.
[186]Vgl. Iconographie (1878), S. 126.
[187]Vgl. Iconographie (1878), S. 127.
[188]Iconographie (1878), S. 125.

der epileptoide Phase, welche die tonische Phase mit Steifheit, verkrampftem Schütteln und Röcheln umfasst. Sodann folgt der zweite Teil, der von Zuckungen und weiterem Krampf begleitet ist. Hier werden allerdings zwei Zustände unterschieden, nämlich der einer partiellen Zuckung, sowie der einer vollständigen körperlichen Inbesitznahme durch Anspannung aller Muskeln. Hier liegt Louise auf dem Rücken,

> »ouvre largement la bouche, tire la langue, se porte rapidement au bord du lit au milieu en criant : oue ! oue ...! Le corps se courbe en arc ..., ne repose plus que sur la nuque et les pieds; les cheveux sont en désordre, les jambes sont animés de grands mouvements cloniques de flexion et d'extension«.[189]

In einigen ihrer Delirien führt Louise Gespräche mit Nichtanwesenden. Sie klagt ihre Mutter an. Dann wendet sie sich an die beiden Sexualpartner Emile und Georges sowie an ihren Bruder, der seitens Georges erfährt, dass sie dem geliebten Emile gegenüber mit Georges untreu gewesen sei. Daher führt sie einen Kampf gegen das verinnerlichte Urteil ihres Bruders, ihres Verführers und ihres Geliebten, der sich seinerseits abwendet. Dass alle diese Äußerungen in der *Iconographie* veröffentlicht werden, entspricht einer öffentlichen Entblößung der intimsten Liebesnöte durch die Salpêtrière, obwohl die Preisgabe namentlicher Details ausdrücklich nicht in Louises Absicht liegt.[190] Die Details werden auf einem halben Dutzend Seiten ausgebreitet. Hierbei zeigt sich ein Mensch, der durchaus liebt, körperliche Aspekte bislang jedoch als Bedrohung sieht. Die männlichen Genitalien von Georges sieht sie als Schlange, die sie nicht *in ihrem Bauche* haben möchte.[191] Auch Emile scheint sie zu bedrohen. Jedenfalls möchte sie sich ihm anfangs nicht hingeben.[192] Im Verlauf ihrer Attacken aber zeigt sich, dass sie Emile noch liebt. Sie, die in ihren jungen Jahren schon unfreiwillige sexuelle Erfahrungen sammelte, stellt sich Liebesakte vor, während sie rekapituliert, dass Emile sie wegen der Anwürfe Georges' verlassen hat:

---

[189]Iconographie (1878), S. 145.
[190]Iconographie (1878), S. 148.
[191]Iconographie (1878), S. 153.
[192]Iconographie (1878), S. 153.

»Je ne pensais qu'à toi ... Je ne savais pas ce que j'avais dans la tête ... Qu'aurions-nous fait la deuxième fois ... En me quittant la deuxième fois, tu m'avais dit que tu me ferais autre chose ... Où, je ne savais pas encore ça ... (Elle rit.) La deuxième fois, je n'aurais pas pleuré. Je ne savais pas que les gosses se faisaient comme ça ... Je ne trouve pas qu'il y ait tant de délices. Il est vrai que j'avais encore le souvenir du gros cochon ... La deuxième fois ce serait meilleur ...«[193]

Die Darstellung des Falles der Louise wird also von diesen beiden Themen beherrscht: von den geltenden Moralvorstellungen, denen eine Frau ihrer Zeit zu entsprechen hat, sowie vom eigenen Lusterleben dieser Frau, die mit den Moralvorstellungen kollidieren. Die (Pseudo-)Verwissenschaftlichung der Fallsituation vermag nicht nur, die auslösenden Konflikte wiedererleben zu lassen,[194] sondern auch nach damaligen Maßstäben eine Brücke zu schlagen und die zu jener Zeit unmoralischen Verhältnisse darzustellen. Und hier setzt unser literarisches und bildkünstlerisches Interesse an. Die narrative Großstruktur der *Iconographie* ist als eine verwissenschaftlicher Rahmenbericht mit Binnengliederungen in episodische Protokollsituationen und der Wiedergabe direkter Rede seitens der Patientinnen zu verstehen. Die autonme direkte Rede im vermeintlichen Dialog der Louise mit ihren fiktiven Gesprächspartnern weist Ähnlichkeiten zum historisch später entstandenen Stilmittel des Bewusstseinsstromes, des *stream of consciousness*, als autonomen inneren Monolog auf.[195] Hierbei bedingt die Figurenrede Louises an fiktive Adressaten eine naturalistische Dramatisierung des Erlebten.[196] Durch eine Paraphrasierung seitens des Beobachters als einer dritten Person könnte diese Intensivierung des Ausdrucks nicht erreicht werden, weil dadurch Äußerungen lediglich mittelbar wiedergegeben würden. Dabei wird gerade die-

---

[193]Iconographie (1878), S. 150.

[194]Vgl. Gauchet /Swain (1997), S. 62f.

[195]Vgl. Arnold, Heinz Ludwig; Sinemus, Volker (Hrsg.): Grundzüge der Literatur- und Sprachwissenschaft. Band 1: Literaturwissenschaft. München, 1992, hier Arnold / Sinemus (1992), S. 234. Martinez. Matias; Scheffel, Michael: Einführung in die Erzähltheorie. München, 1999, vgl. hier Martinez / Scheffel (1999), S. 62.

[196]Vgl. Sowinski, Bernhard: Stilistik. Stiltheorien und Stilanalysen. Stuttgart, 1991, hier Sowinski (1991), S. 92.

se Mittelbarkeit durchaus ebenfalls genutzt: Realitätsnähe und Spannung erzeugend beschränkt sich der Protokollant in seiner Rahmenerzählung auf Einschübe zum jeweiligen Gesichtsausdruck, zur Körpertemperatur sowie - aus einer scheinbar medizinisch-objektivierten Perspektive - zur im Verlauf des Deliriums stark zunehmenden, *ausgiebigen und übelriechenden* Vaginalsekretion.[197]

Diese vermeintliche medizinische Perspektive wird stilistisch verstärkt, im Gegensatz zur Schaffung oder Beibehaltung fachlicher Systematik, durch hypotaktische Satzkonstruktionen mit Häufungen von Satzgliedern, die eine minutiöse, klare, anscheinend auf Vollständigkeit und Umgebungsparameter bedachte Informationsvergabe nahelegen zum Zwecke der

»reconstitution anamnestique des vies, de la notation détaillée et fidèle des récits«.[198] »Aujourd'hui, à la suite d'attaques, elle est prise de son délire de paroles dans lequel elle parle de son escapade et des scènes un peu légères qui paraissent avoir eu lieu.«[199]

sowie:

»La tête et le tronc se portent en arrière et vont toucher le lit et l'oreillier; en même temps: 1° le bras se colle contre le tronc; l'avant-bras, qui était allongé, se fléchit; la main, qui était en supination, se met en pronation, se fléchit, et vient toucher l'épaule; - 2° le membre inférieur, qui était allongé, se fléchit, la cuisse sur le bassin et la jambe sur la cuisse; dans ce mouvement, le talon seulement ou la plante du pied toute entière frotte sur le lit.«[200]

Es zeigt sich hier, dass Protokollant durchaus kurz und bündig zu paraphrasieren weiß. Es fällt auf, dass der direkten Rede Louises ein Umfang eingeräumt wird, der zur Beschreibung der Delirien nicht notwendig gewesen wäre. Zumal die autonome direkte Rede als Strom

---

[197] Iconographie (1878), S. 153.
[198] Gauchet / Swain (1997), S. 62.
[199] Iconographie (1878), S. 153.
[200] Iconographie (1878), S. 155.

inneren Erlebens vom Protokollant zwar erfasst, aber auch moderiert wird, was viele Auslassungszeichen belegen. Werden allzu schockierende Details ausgelassen? Handelt es sich um Raffungen zum Zwecke einer Dramatisierung? Diese zweite Vermutung ließe sich damit begründen, dass der Protokollant nachträgliche Erklärungen liefert, an wen sich das Mädchen denn nun richtet, sollte dies im Zuge des protokollierten Deliriums unklar sein. Diese Unklarheit entspricht der Opazität der psychologischen Figureneigenschaften einer Person, deren Bewusstsein im in der direkten Rede entströmt, weshalb solche Erzählmittel innerhalb der Literaturwissenschaft auch die Infragstellung der Konsistenz von Charakteren darstellt.[201] Gegenüber dieser Infragstellung ließen sich die sichtbaren Auslassungen und Einschübe des Protokollanten als eine Verankerung der kommunikativ unvermittelten Widersprüche Louises in einem festeren und konsistenten Rahmen der wissenschaftlichen Informationsvergabe verstehen, innerhalb dessen die Authentifizierung der subjektiven Delirienerfahrung Louises durch das Protokoll erfolgt. Die Raffungsintensität[202] der Auslassungen im Protokoll steht aber auch im Gegensatz zu den mehr oder weniger für die Symptomatik der Krankheit irrelevanten Redeinhalte des Mädchens. Diese lassen in vor allem erotischer Deutlichkeit Erzählzeit und erzählte Zeit koinzidieren. Damit aber vergegenwärtigt und dramatisiert das Protokoll das erotische Erleben, das durch Auslassungen, das Fehlen zeitnaher Kommentare und Bewertungen, den Detailreichtum der Rede, die Rücknahme des Erzählers überhaupt sogar noch stärker herausgearbeitet wird.[203] Dass diese Auslassungen unter Umständen noch schockierendere erotische Details andeuten könnten, das sei der Phantasie des Lesers überlassen. Aus dieser ambivalenten Stilistik nährt sich das erotische Interesse des Lesers hinter dem Schein sachlicher Wissenschaftlichkeit.

---

[201] Vgl. Meid, Volker (Hrsg.): Sachlexikon Literatur. München, 1993, hier Sachlexikon Literatur (1993), S 765f.

[202] Lämmert, E.: Bauformen des Erzählens. Stuttgart, 1967. vgl. hier Lämmert (1967), S. 83 zum Begriff der *Raffungsintensität*.

[203] Martinez / Scheffel (1999), S. 49ff.

3.2 Literarische Gestaltungsmittel

Der Text als Vertreter einer medizinischen Gebrauchsliteratur zeigt einerseits dramatische, andererseits aber auch eigentümlich lyrische Qualitäten - die freilich nicht extensional, sondern intensional zu verstehen sind, das heißt nicht gattungstheoretisch einteilend, sondern rezeptionsästhetisch und kontextorientiert. Um der Darstellung in der *Iconographie* lyrische oder dramatische Eigenschaften zu prädizieren, beziehe ich mich sinnvollerweise auf Emil Staiger (1908-1987), der in seinem Werk über die *Grundbegriffe der Poetik* aus dem Jahr 1946 die Prädikate *lyrisch, episch* und *dramatisch* analysierte und nicht nur als Stilmittel, sondern auch Lebenshaltungen beschrieb.[204]

Dem *lyrischen Stil* schreibt Staiger den *Einklang von Laut und Bedeutung* zu, im Sinne einer

»Möglichkeit einer Verständigung ohne Begriffe«.[205]

Grammatik kann hierin gebeugt werden. Überhaupt: die äußere Struktur der Syntax bedingt die Semantik in dem Sinne, dass die Einheit von Metrum und Rhythmus einerseits und der Satzbildung und Se-

---

[204]Staiger, Emil: Grundbegriffe der Poetik. Zürich, 1961. In der Folge Staiger (1961). Die Erstausgabe datiert aus dem Jahr 1946. Zu den Lebenshaltungen vgl. Staiger (1961), S. 209. Die Person Emil Staigers ist durchaus umstritten, weil der Schweizer sich zu Zeiten der nationalsozialistischen Bücherverbrennung in Deutschland nicht von dieser distanzierte. Darüber hinaus äußerte er sich anlässlich der Verleihung des Literaturpreises der Stadt Zürich 1966 in pauschalisierender und undeutlicher Weise über moderne Literatur, die sich nicht zu gemeinschaftlichen Werten bekenne. Dies löste den *Zürcher Literaturstreit* aus, in dessen Folge namhafte Literaturkritiker und Schriftsteller gegen ihn in Stellung nahmen, weil sein klassisches Wertesystem sich nicht mehr ganz mit den bitteren Erfahrungen des 20. Jahrhunderts deckte. Vgl. Böhler, Michael: Der »neue« Zürcher Literaturstreit. Bilanz nach 20 Jahren. -in: Schöne, Albrecht (Hrsg.): Kontroversen, alte und neue. Bd 2. Tübingen, 1986, S. 252ff. Sodann die Primärquellen in: Sprache im technischen Zeitalter 22, 1967, S. 83–206. Jaeckle, Erwin: Der Zürcher Literaturschock. München, 1968. Kaiser, Gerhard: »... ein männliches, aus tiefer Not gesungenes Kirchenlied ...« : Emil Staiger und der Zürcher Literaturstreit. -in: Mitteilungen des Deutschen Germanisten-Verbandes 47, 2000, Heft 4, S. 382–394. Und zur Methode: Rickes, Joachim (Hrsg.): Emil Staiger und »Die Kunst der Interpretation« heute. Bern, 2007. Und: Jurgensen, Manfred: Deutsche Literaturtheorie der Gegenwart. München, 1973.

[205]Staiger (1961), S. 18.

mantik andererseits gewahrt werden.[206] Kennzeichnend für lyrischen Stil ist nach Staiger ein geringer Umfang des lyrischen Textes, das heißt eine Verdichtung der Aussage und eine Intensivierung des Erlebens des lyrischen Ichs.[207] Dieses gibt sich vollends einer Selbstäußerung hin.[208] Gestalterisch wird dies durch Wiederholungsfiguren erreicht, Rekurse auf wiederkehrende Themen, die eine bestimmte *Stimmung* erzeugen. Mit diesem Begriff operiert Staiger gerne. Er stellt aber weniger einen Gefühlszustand eines lyrischen Ichs bzw. seines Rezipienten dar, sondern eher den Vorgang der beiderseitigen Hinwendung auf einen Sachverhalt, also die gemeinsame Konzentration auf einen Wesenszug einer Sache. Die Rezeption eines lyrischen Textes ist einem Stimmvorgang im musikalischen Sinne vergleichbarer als der Totalempfindung einer seelischen Befindlichkeit.

Trotzdem kann eine solche Stimmung gestört werden. Kausalisierende Konjunktionen objektivieren die Stimmung und verdrängen dabei die eigene subjektive Einbindung, weil man sich nicht mehr auf einen Gegenstandsbereich konzentriert, sondern nun die Relationen des Gegenstandsbereiches betrachtet. Das bedeutet umgekehrt, dass unverbundene Aneinanderfügungen von Sätzen, Parataxen, und Wiederholungsfiguren den lyrischen Charakter eines Textes unterstützen. Staiger zeigt die Möglichkeit auf, mittels kausalisierender Konjunktionen lyrische Stimmungen aufzuheben.[209] Das funktioniert so auch in der *Iconographie*, wenngleich die Figurenrede Louises nicht unbedingt lyrischen Ursprungs ist. Dort wird einmal dramatisierend, einmal episierend verfahren und damit ein Wechselspiel aus Beschleunigung und Identifikation sowie Entschleunigung und Distanz geschaffen. So übernimmt der Protokollant an einigen wenigen, den Redefluss Louises unterbrechenden Stellen den der Patientin eigenen parataktischen Redefluss, wenn er schreibt:

»les paupières palpitent, la malade devient immobile, le regard est fixe; les bras se croisent et sans avoir ni période épileptoïde

---

[206]Staiger (1961), S. 21.

[207]Staiger (1961), S. 23.

[208]Vgl. Staiger (1961), S. 25.

[209]Vgl. Staiger (1961), S. 39. Vgl. den Hinweis auf plausibilisierende Realitätseffekte bei Martinez / Scheffel (1999), S. 50f, in Anlehnung an Roland Barthes.

ni période clonique, elle retombe dans la période du délire«.[210]

Die das Vortragstempo parallelisierende und die erzählerische Distanz auflösende Beschreibung zeigt eine ausschließliche Konzentration auf Louises physiologischen Zustand und beschleunigt das Tempo der Berichtes. Die Akkumulation in der dreimaligen Verwendung einer *période* erzeugt in diesem Zusammenhang eine Emphase, mit der die wissenschaftliche Klassifizierung einzelner Zustände des hysteroepileptischen Krankheitsbildes als selbstverständlich vorausgesetzt werden kann.

Es folgt dann aber wieder ein hypotaktischer, ein kausalisierender Textabschnitt, der das gerade Erlebte und rhetorisch geschickt Untergeschobene wie selbstverständlich objektiviert:

>»il s'agit donc là d'attaques constituées uniquement par la troisième période et anoncées, comme on le voit, par les modifications, les changements de la face qui surviennent d'habitude au début des attaques complètes«.[211]

Hier wird auf Emphasen, parallelen Satzbau und Parataxen verzichtet, der zeitliche Ablauf wird entschleunigt, und auch inhaltlich klingen die Ausführungen mit eher untergeordneten Beobachtungen aus, hat der Autor doch im Satz zuvor noch von einem wahren *Periodensystem* der Hystero-Epilepsie gesprochen.[212]

Dann steigt der Protokollant aber umgehend wieder voll ein in die Darstellung des Deliriums und die Erreichung einer stärkeren Geschehensnähe durch Figurenrede.[213] Dem sich beruhigenden Protokoll folgen wieder unverbundene Sätze Louises teils leidenschaftlich-elliptischen Charakters, gerichtet an einen imaginären Besucher, der sich später als Emile erweist. Dabei benennt der Protokollant diesen nicht sofort, sondern lässt den Leser noch eine Zeit im Unklaren, so dass dieser sich direkt angesprochen fühlen kann. Bezeichnend für dieses Vorgehen, die Äußerungen der Louise dem Leser unvermittelt

---

[210]Iconographie (1878), S. 148.
[211]Iconographie (1878), S. 148.
[212]Vgl. die als System vorauszusetzende Periodenfolge der Hystero-Epilepsie in Iconographie (1878), S. 148.
[213]Vgl. zur *Geschehensnähe der Figurenrede* Sowinski (1991), S. 85.

— 148 —

maux, se débat. Nous comprimons la région ovarienne droite ; elle revient à elle, cause naturellement ; mais, après un répit de 3 ou 4 minutes, les paupières palpitent, la malade devient immobile, le regard est fixe ; les bras se croisent et sans avoir eu ni période épileptoïde ni période clonique, elle retombe dans la *période du délire* ; il s'agit donc là d'attaques constituées uniquement par la troisième période et annoncées, comme on le voit, par les modifications, les changements de la face qui surviennent d'habitude au début des attaques complètes.

« Compte sur moi ; j'ai ton amitié… Tu m'as dit que tu me guérirais… Moi, je te jure que je n'ai rien dit à la Salpêtrière… Je voudrais bien savoir qui a pu te le dire ?… Une vieille femme ? On ne me l'a pas demandé… L'autre, je le dirais bien ; toi, non, il n'y a pas de danger. » (*Repos*). « Qu'est-ce que tu veux, c'est digne d'elle… » L… converse avec son amant, le rassure au point de vue de la police, car il parait inquiet. « Ecris toujours à l'adresse que je t'ai donnée.. Pour avoir une sortie de la Salpêtrière, je ne l'aurai pas… Des désagréments ? » (*Geste de mépris*). Puis elle fait des projets d'évasion. « Seulement deux mois sans avoir de crises, et je me tire des pieds. » (*Repos : L… s'assenit*). « Tu paies de toupet jusqu'ici, sale bête !… Emile tu n'es pas gentil… Oh ! sale cochon ! Cochon ! » (*Repos*). « Oh comme il faut se fier aux hommes ! » (*Elle se débat*). « Oh ! des paons ! leurs queues !… Je ne veux plus de paons … Oh ! Emile, Emile ! (*Elle se débat de nouveau ; repos*). « Je t'en supplie, renvoie cet homme qui a une fille de 22 ans ! Comment tu n'en est pas jaloux !… Tu veux encore que j'aille avec lui ?.. Ça me surprend des choses comme ça !… Tu n'es pas jaloux ?… Tu t'es toujours figuré que j'en avais un rue des Saints-Pères. Tu te figures que j'en ai six à quinze ans .. Les paroles s'en vont, les écrits restent… Dans des moments, doux comme un mouton, dans d'autres, furieux comme un lion… »

10 *juillet*. L… a bavardé sans cesse depuis hier sans avoir d'attaques et son bavardage continue encore : c'est un véritable *délire de paroles*.

« Quand cette chose-là est arrivée, il méritait la prison… Et pour de l'argent !… Ce n'est pas une mère infâme ? c'est de la canaille… J'ai fini aussi par croire que mon père était lâche .. Un an après… J'ai bien fait… Il fallait bien que je me rattrape, la première fois j'avais tant souffert !… Cochon !… Et tu viendrais dire après cela que maman avait raison ! Écoute, tout cela c'est des tourniquets (?), qui n'en valent pas un… Ça ne signifie rien. » (*C'est a*

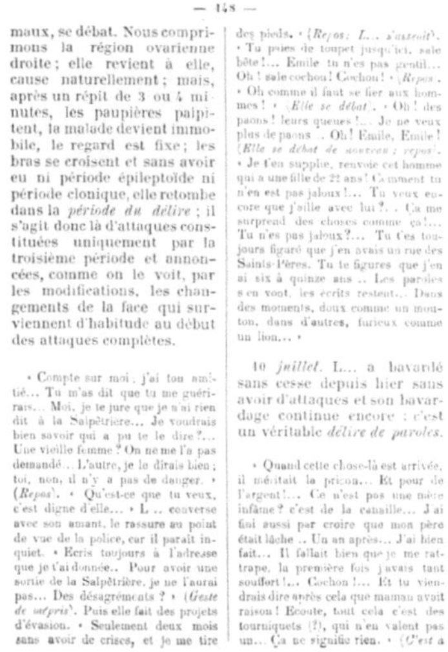

Abbildung 3.2: Bourneville, Désiré Magloire: *Textauszug aus Observation II*. Abb. aus: Iconographie (1878), S. 148, konserviert an der Bibliothèque Charcot (Université Pierre et Marie Curie) - Hôpital de la Salpêtrière.

wiederzugeben, zum Zwecke der lyrischen Stimmung, ist, dass diese unvermittelt aufhören, mit den Worten Louises:

> »Tu te figures que j'en ai six à quinze ans ... Les paroles s'en vont, les écrits restent ... Dans des moments, doux comme un mouton, dans d'autres furieux comme un lion ...«[214]

Der Autor scheint in der Schilderung des nächsten Tages noch ganz unter dem Eindruck der Louise zu stehen - jedenfalls versucht sein sprachlicher Ausdruck die Ergriffenheit der Kranken aufzunehmen:

> »L.... a bavardé sans cesse depuis hier sans avoir d'attaques et son bavardage continue encore : c'est un véritable *délire de paroles*«.[215]

Die Wiederholungsfigur *a bavardé sans cesse...et son bavardage continue encore* zeugt als Stilmittel von Kontuinuität. Angereichert mit dem Bindewort *et* leitet sie zu einer Steigerung der *bavardage* bis in die Gegenwart hin. Diese Steigerung wird nachdrücklich bekräftigt durch die übertriebene Feststellung eines *véritable délire de paroles*, die zudem im Text der *Iconographie* emphatisch kursiv gesetzt wird.

Emil Staiger meint, es gebe im lyrischen Fluss weder konjunktionelle Verklammerung, noch raumzeitliche Verortung, keine Exposition und keine Themenherleitung.[216] Geschildert wird der singuläre Sachverhalt in seiner eigentlichen, einer autonomen Wesensqualität, und Staiger tut sich begreiflicherweise schwer, diesen Umstand positiv auszudrücken, wenn er auf den Begriff der *Stimmung* ausweicht und ein

> »punktuelles Zünden der Welt[erfahrung; d.V.]«[217]

im lyrischen Ich feststellt. Jedoch verweist er im Vorwort seiner Herausgabe der Werke und Briefe des Torquato Tasso auf ein Beispiel zum Begriff der *Stimmung*, wenn er die Fischer am Lido nennt, die

---

[214]Iconographie (1878), S. 148.
[215]Iconographie (1878), S. 148, Hervorhebung durch Bourneville.
[216]Staiger (1961), S. 44ff.
[217]Staiger (1961), S. 23.

durch die Distanz der Nacht dasselbe Lied zu singen beginnen.[218] Dies ist festzuhalten: zum Verstehen der erotisch-moralischen Ergriffenheit Louises bedarf es keiner Schilderung der Umstände, auch wenn der Protokollant im Vorfeld der Krankheitsdarstellung diese als Vorinfomation liefert. Durch die bloße lyrische Beschleunigung wird nicht nur die Distanz zum Subjekt der direkten automen Figurenrede reduziert, sondern gerade und sogar die Erlebniswelt der Louise verinnerlicht, so dass das *véritable délire de paroles* als ein Feuerwerk dieser Zündung verstanden werden kann, das den Protokollanten ergreift. Auch wenn die Bedeutung der Wörter unverständlich bleibt, oder die Logik des Satzbaus. In diesem Kontext ist die teilweise Übernahme lyrischer Züge im Redefluss der Louise und auch deren teilweise Kontrastierung durch den Protokollanten mit wissenschaftlichem Anspruch mehr als verständlich, ja *konsequent* im Sinne der *reviviscence*.

Nicht jeder Text verfährt ausschließlich lyrisch, dramatisch oder episch, sondern die Prädikationen sind intensional zu gebrauchen, als Eigenschaften, Züge, die sich auf ein- und denselbe Textgestalt beziehen können. Und so gibt es nicht nur einen lyrischen Zug in der Darstellung der *Hystero-Epilepsie*, in dessen Bereich sich die Semantik der Syntax unterordnet. Es gibt auch eine Tendenz zur Dramatisierung. Dramatisierung setzt Staiger zufolge einen widerständigen Rezipienten voraus, der mit Nachdruck, Aggressivität, Gewalt als pathetischen Machtmitteln zur dramatischen Problemstellung geführt werden soll.[219]

Widerstand? Die *Iconographie* kämpft natürlich sowohl gegen geltende Moralvorstellungen des ausgehenden 19. Jahrhunderts, als auch gegen Zweifel an der Wissenschaftlichkeit der Forschungen Charcots. Das ist trivial, wurde bereits thematisiert im Hinblick auf die Theatralik der Auftritte Charcots und im Zusammenhang zur Kritik seitens der *Schule von Nancy*. - In rein sprachlicher Hinsicht jedoch werden die Leser eingestimmt, das heißt, von der deliranten Wirklichkeitserfahrung eingenommen. Die Figur der Louise wird als psychologisch inkonsistent behandelt, indem man ihre Äußerungen im Delirium als Bewusstseinsstrom wiedergibt, sich durch die Protokollform von Loui-

---

[218]Staiger, Emil (Hrsg.): Torquato Tasso: Werke und Briefe. München, 1979.
[219]Staiger (1961), S. 147.

ses Wahrheitsanspruch also distanziert. Die Einbindung ihres Deliriums in den übergeordneten Erzählzusammenhang der Protokollsituation vermittelt dem Leser das Delirium. Doch die Geltungsmacht einer deliranten Leiderfahrung, eingeleitet durch Vorinformationen zur Leidensgeschichte des missbrauchten Mädchens, erhöht die Patientin im sozialen Zusammenhang.[220] Das gilt auch die fotografische Nachbereitung des Falles. Dass Louise überhaupt das wissenschaftliche Untersuchungsobjekt bahnbrechender Forschungen anhand modernster Hilfsmittel (Empirie, Fotografie) wird, nobilitiert sie. Gleichermaßen der Umfang der Dastellung auf insgesamt 64 von 226 Seiten der *Iconographie*.[221]

Das Drama nutzt mit seinem Pathos als *Erregung der Leidenschaft*[222] Emil Staiger zufolge Gebärden zum Ausdruck. Flehen, Ziehen, Raumgreifen.[223] Es wirkt auf einer Bühne, die zudem erhöht wird und dadurch verdeutlicht,

»was noch geleistet werden muß, wie weit der träge Hörer sich ... erheben muß. Die Erhöhung aktiviert die pathetische Kraft«.[224]

Dem Nachdruck der pathetischen Kraft[225] sind allfällige psychologisierende Feinheiten in der Mimik oder

»zarte Andeutungen im Dialog«[226]

genauso undienlich wie differenzierte Szenenangaben, z.B. ein reich ausgestaltetes räumliches Lokal mit vielen Hintergrund- oder Nebenhandlungen. Stattdessen sucht der Dramatiker in der Pathosszene Vereinfachung und Abstraktion der räumlich-requisitären Gegebenheiten. Dadurch kann er ausholen zu

»ebenso mächtigen wie einfachen Vorgängen«,[227]

---

[220] Vgl. generell hierzu Staiger (1967), S. 152, wo Staiger das Pathos an eine erhöhte soziale Stellung der Handlungsträger bindet.
[221] Iconographie (1878), S. 122-186.
[222] Staiger (1967), S. 147.
[223] Staiger (1967), S. 153.
[224] Staiger (1967), S. 154.
[225] Staiger (1967), S. 147.
[226] Staiger (1967), S. 154.
[227] Staiger (1967), S. 156.

die auf das Ende des Textes gerichtet sind und auf die dann zu lösenden und gelösten Problemstellungen des Dramenverlaufs.[228] Den dramatischen Dichtern ist es Staiger zufolge gemäss,

> »die Zeit zu verkürzen, den Raum zu verengen, aus einem ausgedehnten Geschehen den prägnanten Moment zu wählen - und nun von da aus das Viele zur sinnlich faßbaren Einheit zusammenzuziehen, damit nicht die Teile, sondern die Fugen, nicht das Einzelne, sondern der ganze Sinnzusammenhang deutlich werde und nichts in Vergessenheit gerät, was der Hörer behalten muß. Sinnvoll schließt der Rahmen der Bühne eine solche Dichtung ein. Mit einem Wort: sie konzentriert.«[229]

Die Annahme eines internen Sinnzusammenhanges als Basis der Äußerungen des Redners setzt natürlich wieder eine externe Ordnung voraus, anhand derer man dessen Handlungsweise beurteilt.[230] Wie wird jedoch die Erregung der Leidenschaft literarisch dargestellt? Einerseits verwendet der Protokollant Auslassungszeichen, um den Redefluss Louises zu moderieren, wodurch sich der parataktische Stil unverbundener Hauptsätze und Ellipsen ergibt. Dies stellt schon eine Konzentration des Inhalts auf wenige Zustände dar, wie z.B. erotisches Empfinden, Angstzustände, persönliche Konfrontation mit fiktivem Gegenüber. Diese Zustände werden durch kurze Sätze intensiviert, im Stakkato exklamiert und durch Ausrufezeichen, Parallelismen und Wiederholungsfiguren mit Geltung versehen:

> »Oh! oh! ... Non, non, je ne veux pas (Elle se debat.) Oh! Quel petit cochon tu fais! ... Eh bien Emile, c'est Emile, et toi, c'est toi ...«[231]

Diese Zustände werden in den Phasen der Figurenrede weder erklärt, noch hinsichtlich ihrer Folgen beurteilt, sondern zeigen dem Leser eine gegenwärtige, unvermittelte Erfahrung Louises, nämlich die zwar

---

[228]Vgl. Staiger (1967), S. 158ff.

[229]Staiger (1967), S. 165.

[230]Vgl. Staiger (1967), S. 218ff, im zeitmetaphysischen Rückgriff auf Martin Heidegger (1889-1976), vgl. Heidegger, Martin: Sein und Zeit. Tübingen, 1927, mit Verweis Staigers auf Heidegger (1927), S. 220f.

[231]Iconographie (1878), S. 151.

aus Sicht Louises rational durchdrungene, der Rezipientenwirklichkeit jedoch nicht entsprechende Wirklichkeit des Deliriums.

Indem der Protokollant Louise andererseits aber immer wieder seitenweise zu Wort kommen lässt,[232] um einzeln herausgegriffene, in den Bildern extrapolierte *attitudes* zu charakterisieren, stößt er den Leser mit Nachdruck auf Themen der erotischen Lust, der Phobien und sozialen Auseinandersetzung. Vielleicht ist es diese Penetranz, die Georges Didi-Huberman die Rolle Bournevilles nicht ganz ernst nehmen lässt, wenn er den empirischen Autor Bourneville mit dem fiktiven Protokollanten gleichsetzt, der Louises hysterische Delirien

»aufrichtig zu erzählen bemüht war ...«.[233]

Dass eine Aufrichtigkeit des Protokolls eben nicht vorauszusetzen ist, zeigt der Umstand, dass eine vollständige Figurenrede eines einzigen Tag durch das Gerüst der protokollarischen Erzählperspektive lediglich eingeleitet und abgeschlossen wird, nicht jedoch von vorherigen oder nachfolgenden Beobachtungen desselben Tages vor- bzw. nachbereitet oder gar erklärt werden.[234] Des Protokollanten Arbeit besteht in diesem Zusammenhang lediglich in der Verfügbarkeit des Rahmens für die Monumentalisierung des vermeintlichen Krankheitsbildes. Es besteht in diesem Zusammenhang noch nicht einmal Deckungsgleichheit zwischen der Anzahl der in den Fotografien gezeigten *attitudes* und den verschiedenen Abschnitten der Figurenrede. So kommt z.B. die *Extase* in der Wiedergabe der sprachlichen Äußerungen Louises zu kurz, angesichts gleich zweier Zustandsabbildungen.

3.3 Bildkünstlerische Gestaltungsmittel

Nun stellt jedoch die *Iconographie* und ihr schriftlicher Bericht von den Delirien keine Dramenvorlage dar, auf deren Grundlage sich ein Schauspiel entfaltet, obwohl die Einschübe des Protokollanten durchaus als Regieanweisungen für einen monologischen Einakter verstan-

---

[232]Iconographie (1878), S. 146-161, inkl. Zwischenseiten ohne Figurenrede.
[233]Vgl. Didi-Huberman (1997), S. 152-153.
[234]Vgl. Iconographie (1878), S. 191, Darstellung bzw. Protokoll vom 2. April.

den werden könnten, in dem Louises Delirium als Figurenrede wiedergegeben wird, was Geschehensnähe und Unmittelbarkeit erzeugt:

»Elle s'arrête, regarde, soupire ...« . Sodann: »Repos; figure souriante, moqueuse ... Repos; rire moqueur.« Und: »Repos; regarde à gauche, sourit, fait de singuliers mouvements avec sa langue«[235]

Hinzu kommen Flehen, Ziehen und Raumgreifen als Pathosgebärden. Sie werden auch in den Darstellungen der Kranken gezeigt. So befindet sich ihr Oberkörper in den Abbildungen Nr. 5 und 6 der *Iconographie* in starker Bewegung, der *chorée rhythmique*.[236] Dieser Sachverhalt wird in eine Seite später sogar durch eine weitere - unnötige - Schemazeichnung verdeutlicht.[237] Jene Zeichnung scheint dem Protokollanten als so wichtig, dass er ungewöhnlicherweise sogar auf deren Urheber verweist. Dieser heißt Paul Richer und ist ein Assistent Charcots, der den vielversprechenden Zeichner entdeckte und förderte.[238] In jener Zeichnung wird die Bewegung durch einen Pfeil indiziert und durch das im Luftzug des Hervorschnellens des Oberkörpers flatternde Haar verdeutlicht, obschon der Oberkörper sich schon in seiner Endlage befindet.[239] Man bedenke: erst 1893 äußerte sich Albert Londe explizit zur Bewegungsunschärfe als Zeichen für Bewegung überhaupt,[240] während Paul Richer 1878 das schemenhafte Geisterbild zur Darstellung eines hinsichtlich der Bewegung transitorischen Zustand schon 1878 benutzte. Das zeugt von einem frühen Bewusstsein über jenes visuelle Ausdrucksmittel.

Aber auch die erhöhte Bühne wird in der *Iconographie* verwendet. Vergegenwärtigt man sich den Augenpunkt des Betrachters in jener genannten Schemazeichnung, so zeigt sich, dass die liegende Patien-

---

[235]Iconographie (1878), S. 149-153.
[236]Iconographie (1878), S. 156, dort Abb. 5 und 6.
[237]Iconographie (1878), S. 157, dort Abb. 7.
[238]Meige (1925), S. 13.
[239]Ebenso wie die direkte Figurenrede mit Kennzeichen des *stream of consciousness* ein revolutionäres Stilmittel, mit dem man erst im 20. Jahrhundert wieder Bewegung verdeutlichte, in der Gestaltungsweise des italienischen Futurismus bzw. in der dessen Gestaltungsmittel aufgreifenden Kunst der Comics.
[240]Londe (1893), S. 88.

multanément le bras et la jambe, du côté droit, s'allongent ; le bras et la jambe du côté gauche demeurent tranquilles. (*Fig. 6*). La *figure 7* donne une idée générale des deux temps (1).

A six heures du soir, X... prend une potion avec 0 gr. 05 de chlorhydrate de morphine ; elle s'endort vers neuf heures

a voulu exécuter un mouvement.

9, 10 *nov.* — La chorée ne cesse que durant le sommeil. Dans le jour, on compte 80 à 90 mouvements par minute.

11 *nov.* — 30 à 40 mouvements par minute.

Sous l'influence de la *compression de la région ova-*

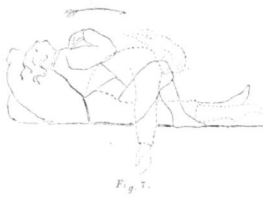

Fig. 7.

et, pendant la nuit, on observe une immobilité complète.

8 *nov.* — Les mouvements choréiques n'ont pas reparu au moment même du réveil, mais aussitôt que la malade

(1) Ces trois figures, ainsi que les *figures 4 et 8*, sont dues à M. P. Richer, interne du service.

rienne droite, les mouvements désordonnés cessent ; on note quelques plaintes, une tuméfaction de la région antérieure du cou, plusieurs mouvements bruyants de déglutition, la protrusion de la langue, et les membres du côté droit sont envahis par une *contracture* très-intense. Dès que « la compression est sus-

Abbildung 3.3: Richer, Paul: *Chorée Rhythmique.* Abb. aus: Iconographie (1878), S. 157, konserviert an der Bibliothèque Charcot (Université Pierre et Marie Curie) - Hôpital de la Salpêtrière.

tin sich auf Augenhöhe des Betrachters befindet. Das dürfte für die Darstellung einer Bettlägerigen jedoch ungewöhnlich sein, weil das gesamte medizinische Personal sich normalerweise im Stehen und damit aus einer erhabeneren Ansichtshöhe nähert. Selbst Pierre André Brouillets *Une Leçon à la Salpêtrière* zeigt das Bett in einer tieferen Position, so dass man von oben auf die Liegende herabschaut.[241] Die fotografischen Tafeln 17 bis 28 greifen diese Gestaltung wieder auf. Hier zeigt der fotografische Dienst die leidende Louise in verschiedenen hysterischen und epileptischen Zuständen, die mit dem Delirium verbunden sind.

Der Betrachter wird also mit ins Bett genommen. Besonders deutlich in Tafel 21, *Erotisme*. Dort macht Louise sogar Platz und legt sich zur Seite. Jedenfalls herrscht hier Intimität, aufgrund der leichten Bekleidung der Patientin, der Verdichtung der Bildtiefe durch das Aufnahmeobjektiv und die Handlungsentfaltung innerhalb einer bildflächenparallelen Raumbühne, aufgrund der Konzentration auf Bett, Belag und Frau vor gestaltlosem Hintergrund, aufgrund der formlosen Offenheit ihres Haares, den freigelegten Armen und später aufgrund der verrutschten Kleidung mit entblößter Schulter, aufgrund der freizügigen Posen. Und nicht zuletzt aufgrund der niedrigen Augenhöhe des Betrachters.

Diese Intimität mit Louises Gedanken ist uns schon in der Figurenrede begegnet. Der Fotograf versucht, jene zu kontrollieren. Wir finden hier dasselbe Schema, dessen sich der Protokollant in seiner literarischen Darstellung der Delirien Louises bediente. Es ist das Zusammenspiel aus vermeintlicher wissenschaftlicher Distanz und gesteigertem erotischen Interesse. Dort, wo die weibliche Patientin in ihrer Erlebniswelt allzu intim gezeigt wird, nutzt der Fotograf das zweckentfremdete Bettgitter, um eine Barriere zwischen Betrachter und Figur aufzustellen. Hier befindet sich die persönliche Integrität der Patientin in Auflösung. Dass das Gitter seine ursprüngliche Funktion verlor, die Patientin vor dem Herausstürzen zu bewahren, das zeigen die Gebirge aus Matratzen und Kissen, auf denen die junge Frau lagert. Sie ragen weit über das Gitter hinaus. Funktional entspricht

---

[241] Brouillet, Pierre André: Une Leçon à la Salpêtrière. 1887, Öl auf Leinwand, 300 x 425 cm, Medizinische Fakultät, Paris.

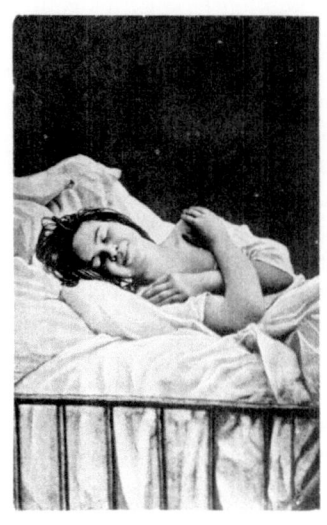

Planche XXI

ATTITUDES PASSIONNELLES

EROTISME

Abbildung 3.4: Régnard, Paul: *Attitudes Passionelles - Erotisme*. Abb. aus: Iconographie (1878), Tafel XXI, konserviert an der Bibliothèque Charcot (Université Pierre et Marie Curie) - Hôpital de la Salpêtrière.

der Rhythmus der Gitterstäbe und der obere Abschluss des Gitters also den Auslassungen, welche die parataktische Abfolge von Fetzen der Figurenrede gliedern helfen, die aber auch Distanz herstellen, indem ein fiktiver Autor des Protokolls impliziert wird, der Rezipient also nicht mehr mit Louise allein ist.

Vergessen wir aber nicht, dass es im Delirium der jungen Frau vor allem um Traumata sexuellen Ursprungs geht. Das Lokal des Deliriums, hier das Bett, kann sinnfällig für die vollzogene Leiderfahrung verstanden werden. Das wird besonders deutlich in Tafel 25. Dort begibt sich Louise in eine Position, die *Crucifiement, Kreuzigung*, genannt wird und die eine völlige Hingabe der auf dem diwanähnlichen Bett Lagernden andeutet. Der Fotograf hat in diesem Bild die dem Betrachter zugewandte Seite des Bettzeug etwas eingedrückt, damit die Körperhaltung der am Unterleib unbekleideten jungen Frau sich in einer breitgespannten Diagonale der ausgebreiteten Arme zeigen kann. Dieser Ausgriff der Arme entspricht hinsichtlich der Gebärde der Geltung, die die wiederholten Exklamationen Louises in den Protokollen beanspruchen. Eine zugleich frivole wie monumentale Inszenierung.

Monumental wirkt die Körperhaltung der Patientin, was der niedrigen Augenhöhe geschuldet ist. Durch diese ragen Louise und die Bildgegenstände über den Horizont hinaus. Ferner antwortet der Körperhaltung in jedem Bild der Umgang mit den Kanten, Säumen und Falten in Gewand, Bettzeug und Mobiliar. Im *Crucifiement* haftet die Liegende mit dem Gesäß scheinbar am Gitter. Ihr rechter Arm jedoch bildet mit dem Kissenkontur eine weitere Kreuzstellung aus. Die Falten des Kissens unter ihrem rechten Arm und ihres Nachthemdes am Oberkörper bewegen sich auf ihre rechte Hand zu. Sie unterstützen das Ausgreifen dieses Armes. Die Hand an diesem Arm bildet die Fortsetzung des Gitters, wodurch sich ähnlich der Kreuzstellung Arm-Kissenkontur eine geometrische Bezugnahme von Gitter und Figur ergibt. Gewaltsam stemmen sich in dieser Verspannungssituation die Gitterstäbe gegen und in Richtung ihres starren Leibes.

In der *Supplication Amoureuse* der Tafel 20 wird der Blick des Betrachters dem flehenden Emporblicken Louises enggeführt. Aus der rechten Bildhälfte aufsteigende, umbiegende und dann die Dynamik des Emporblickens flankierende Falten an der Innenseite des linken Arms assistieren. Die Falten am rechten Oberarm verhindern wieder-

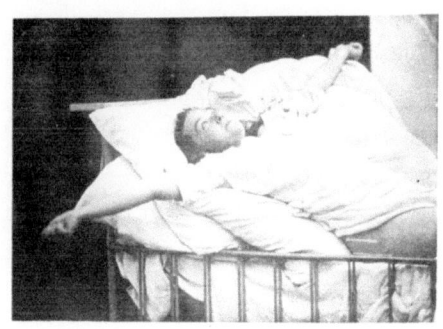

Planche XXV.

ATTITUDES PASSIONNELLES

CRUCIFIEMENT

Abbildung 3.5: Régnard, Paul: *Attitudes Passionelles - Crucifiement.* Abb. aus: Iconographie (1878), Tafel XXV, konserviert an der Bibliothèque Charcot (Université Pierre et Marie Curie) - Hôpital de la Salpêtrière.

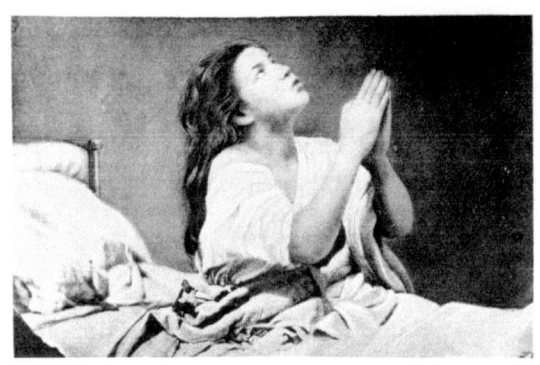

Planche XX.

ATTITUDES PASSIONNELLES

SUPPLICATION AMOUREUSE

Abbildung 3.6: Régnard, Paul: *Attitudes Passionelles - Supplication Amoureuse*. Abb. aus: Iconographie (1878), Tafel XX, konserviert an der Bibliothèque Charcot (Université Pierre et Marie Curie) - Hôpital de la Salpêtrière.

holt ein Herabgleiten des Blickes nach unten, entlang ihres rechten Oberarms, da sie sich wie zur Bekräftigung nach der Schulter hin immer weiter verbreitern. Umgekehrt aber verdichten sie sich auch zu der Kraft, die Louise im Bild den Arm emporheben lässt. Das Bettgestänge in der linken Bildhälfte bewirkt ebenfalls Konzentration auf das aufgerichtete Hauptsujet, indem es das Zurückfallen des Oberkörpers durch eine senkrechte Richtungsangabe nach oben verhindert. Die große beleuchtete Leerstelle an der Wand verdeutlicht im Wechselspiel zum unbestimmten Dunkel der rechten Bildhälfte die innere Erlebnisschwere. Beide Tonwerte verhalten sich kontrastiv zu Gewandhelligkeit und Haardunkel, womit einerseits die Person herausgearbeitet wird, womit andererseits aber auch eine Gegenüberstellung zweier unterschiedlich ausgeleuchteter Räume erfolgt. Diese Gegenüberstellung wiederholt die einem Flehen eigene Gegeüberstellung von handelnder Person und Adressat. Auch dadurch wird die Bildfigur auf den Betrachter bezogen.

Nun sei noch am Beispiel der *Menace*, der *Bedrohung*, Tafel 18, verdeutlicht, wie geschickt der Paul Régnard als Fotograf den Betrachter ins Bild nimmt. In diesem Bild blickt Louise entgegen der Bildleserichtung nach links unten. Um diesen widerständigen Blick zu erfassen, lenkt der Betrachter sein Augenmerk entlang der von links anhebenden Falten, die aus aus der Bildschwere des fragmentarisch gezeigten Gitters entwickelt werden und die sich via Unter- und Oberdecke sowie über die Gewandbauschungen nach dem Gesicht der Louise fortsetzen. Allerdings erreicht diese Blickoffensive Louises Gesicht nicht, weil Louise, den rechten Arm als Zäsur einsetzend, sich jeder Annäherung verwehrt. Unterstützend in dieser Abwehr wirkt hierbei die geballte Faust des linken Arms, die in den Fingern die Faltenbewegung aufnimmt, sogleich aber durch den Unterarm nach unten ableitet. Und auch der linke Unterarm selbst bildet gegenüber den aufstrebenden Falten ihres Gewandes eine Zäsur, die eine nahtlose Fortsetzung der Blickbewegung im Haar verhindert.

Der Fotograf geht soweit, dass er, um partielle Bildschwere zu schaffen und damit eine blickbindende Bilddynamik anzustoßen, den Bereich des Gitters in seiner räumlichen Situalion stark verunklärt. Man kann bei den Faltenwürfen zwischen den Gitterstäben Retuschen vermuten, zum Zwecke der Anreicherung mit Bildinformationenzur Erreichung ponderativer Bedeutung. Und überhaupt entspricht das Gitter in seiner räumlichen Stellung nicht dem Tiefenzug des eigentlichen Bettes. Hier wird am deutlichsten, dass es sich also um eine requisitorische Zutat handeln muss, die zur Inszenierung des Bildes und des Bildeindruckes beitragen soll.

Alle diese Bilder verdeutlichen den Sachverhalt der Hysterie, unter rezeptionsästhetischer Einbeziehung des Betrachters. Wird in Tafel 18 dessen Blick als Bedrohung angesehen, die in Tafel 17, *Tétanisme - Attitude de la Face* noch gar nicht wahrgenommen wurde, so steigert sich die Spannung über die Abwehrhaltung hin zum verführerischen *Appel*, Tafel 19, mit halboffenen Mund und halbgeschlossenen Augen und zurückgeschlagenem Haar, unter Verzicht auf das schützende Gitter. Dann richtet Louise sich auf und fleht in Tafel 20, wonach sie sich in den drei folgenden Tafel 21-23 Erotismen und Extasen hingibt, um dann nach einer auditiven Halluzination gekreuzigt zu werden.

Was taten nun die untersuchenden und behandelnden Ärzte mit diesem minderjährigen, traumatisierten Objekt der Forschung? Man veröffentlichte nicht nur deren Äußerungen aus dem Verbaldelirium und die dazugehörigen, überaus spannenden Fotografien, sondern man führte sie auch öffentlich vor, in den *leçons du mardi*. Bei dieser Gelegenheit konnte man sie dann gerade in einen Starrkrampf versetzen und dann mit Hypnose, Magneten, Elektroschocks und dem besonderen zeitgenössischen Highlight malträtieren, der *Ovarienpresse*.[242] Lesen wir hierzu:

»A sa leçon, M. Charcot a provoqué une contracture artificielle des muscles de la langue et du larynx (hyperexitabilité musculaire durant la somniation) [= künstliche Kontraktion der Zunge]. On fait cesser la contracture de la langue, mais on ne parvient pas à détruire celles des muscles du larynx, de telle sorte que la malade est aphoné [= Verlust der Sprechfähigkeit; d.V.] et se plaint des crampes au niveau du cou [= Krämpfe im Bereich des Halses; d.V.]. Du 25 au 30 novembre, on essaie successivement: 1° l'application d'un aimant puissant [= starker

---

[242] Vgl. Iconographie (1878), S. 165, dort Abb. 8.

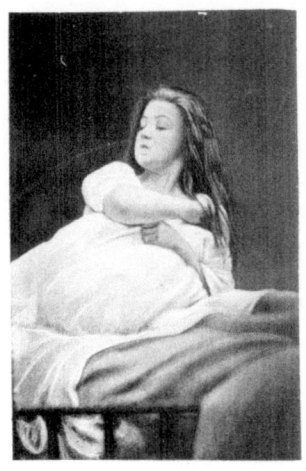

Abbildung 3.7: Régnard, Paul: *Attitudes Passionelles - Menace*. Abb. aus: Iconographie (1878), Tafel XVIII, konserviert an der Bibliothèque Charcot (Université Pierre et Marie Curie) - Hôpital de la Salpêtrière.

déterminé une *contracture du bras droit* demi fléchi en travers du dos; — du *bras gauche* demi fléchi en avant; — des *jambes* dans l'extension; les pieds sont en varus équin. Une attaque, provoquée par

tracture artificielle des muscles de la langue et du *larynx* (hyperexcitabilité musculaire durant la *somniation*). On fait cesser la contracture de la langue, mais on ne parvient pas à détruire celles des mus-

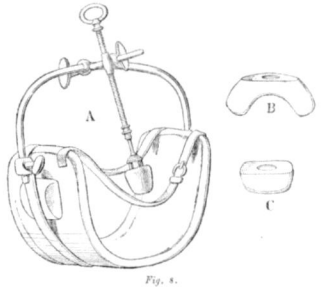

Fig. 8.

la compression des zones hystérogènes latéro-mammaires fait cesser la contracture. — X... a toujours une *hémianesthésie* du côté droit, etc.
24 nov. — À sa leçon, M. Charcot a provoqué une *con-*

cles du larynx, de telle sorte que la malade est *aphone* et se plaint de *crampes* au niveau du cou. Du 25 au 30 novembre, on essaie successivement : 1° l'application d'un *aimant* puissant qui n'a d'au-

Abbildung 3.8: N.N.: *Ovarienpresse*. Abb. aus: Iconographie (1878), S. 165, konserviert an der Bibliothèque Charcot (Université Pierre et Marie Curie) - Hôpital de la Salpêtrière.

Magnet; d.V.] qui n'a d'autre effet que de la rendre sourde et de contracturer la langue [= sie wird also taub; d.V.]; - 2° de l'éléctricité; - 3° de l'hypnotisme; - 4° de l'éther: l'aphonie et la contracture des muscles du larynx persistent. Le compresseur de l'ovaire demeure appliqué pendant trente-six heures sans plus de succès. Une attaque provoquée ne modifie en rien la situation«.[243]

Fest steht allerdings, nach dieser differenzierteren Betrachtung der Bilder wie der Texte, dass Paul Régnards Kunst voll und ganz den Ansprüchen Eugène Disdéris an eine gute fotografische Aufnahme entspricht. In der Darstellung wallender Stoffe ohne Taillierung tritt die Psychologie des Mädchens hinter die Formen der Faltenwellen zurück, was das jeweilige Bild einem übergeordneten Rhythmus unterwirft. Der macht im Verein mit Blickachsen und Kontrastverhältnissen die dargestellte Szene zum Ausdruck des inneren Erlebens bzw. den Ausdruck der Umgebung zum Zeichen der inneren Haltung. Da spielt natürlich auch die Qualität des Lichtes eine Rolle. Dass das Wechselspiel der Tonwerte im Hintergrund das Bild eine sich durchdringende Gegenüberstellung andeuten kann, wurde schon gezeigt. Nun aber gibt der Fotograf auch die Tonwerte identischer Haut-, Gewand- und Stoffpartien unterschiedlich wieder, je nach künstlerischer Intention. So wird in Tafel 21, dem *Erotisme*, Louises Haut in dunkleren Tonwerten gezeigt als in den anderen Bildern, was zusammen mit der angedeuteten Höhung der Wangenpartien durch eine reduzierte punktuelle Lichtquelle schummrige Intimität erzeugt. Dem entspricht das Gewand und das Laken. Diese werden nicht rein weiß, sondern in Grautönen abgebildet.

Ganz anders verhält es sich hingegen in den Bildern, in denen Louise verklärt auf etwas Übernatürliches Bezug zu nehmen scheint, so z.B. in Tafel 22, *Extase*. Dort herrscht eine eindeutige Überbelichtung der hellen Partien vor. Das Gewand und die Laken erscheinen hier rein weiß. Die Aufhellung des monochromen Hintergrundes durch auftreffendes Licht an der Stelle, an der die überbelichteten Kissen sich befinden, suggeriert sogar Überstrahlungen an den Kissen und

---

[243]Iconographie (1878), S. 165f.

Reflexionen des überstrahlenden Lichtes auf dem Hintergrund. Das stellt eine beträchtliche Intensivierung der Lichtflut dar. Diese Herrschaft des Lichtes ist in der folgenden Tafel 23, ebenfalls *Extase* noch ausgeprägter, wenngleich der Hintergrund weniger stark beeinflusst wird. Louises Gesichtszüge sind so stark von schräg oben angestrahlt, dass sie in der linken Gesichtshälfte verschwinden. Gleiches in Tafel 25, *Crucifiement* und in anderen Abbildungen. Hier wird eine Heilige zur Märtyrerin stilisiert.

Kommen wir zum Vergleich doch noch auf die eingangs erwähnte Tafel 14 der *Louise* im Normalzustand zurück. Dort wurde ein weicheres Licht benutzt, das die plastischen Formen der Fotografierten hervorhob und die sehr subtile Figurendarstellung ermöglichte. Enge Kleidung ließ den Kopf und die Hände größer erscheinen. Die Dynamik der Konturen und Falten lenkte den Blick auf Louises Antlitz. Die Zartheit ihrer Züge ließ den Betrachter an dieser Stelle verweilen, bevor er sich in die Erkundung des Umraumes um Louise begab. Zu diesem Umraum wurde festgestellt, dass dieser sich in tiefenräumlicher Sicht gleichmäßig nach allen Seiten erstreckt, und dass er von der statuarischen Erscheinung Louises selbst ausgeht. Das wurde als Zeichen ihrer jugendlichen Energie und Ausstrahlung verstanden, wobei aber in lichtbildnerischer Hinsicht ganz prosaisch auf enge Kleidung, auf kompakte Körperformung mit gleichzeitiger Dynamisierung und auf jugendliche Physiognomie zurückgegriffen wird.

In den Deliriendarstellungen erzeugt das gerichtete Licht jedoch eine starke Typisierung der Abgebildeten.[244] Hier herrschen nicht nur formübergreifende Zusammenhänge wie im Faltenspiel auf Laken, Decken, Kleidung oder formordnende Dynamiken wie Faltenscharen in Vorbereitung, Fortsetzung und Entsprechung zu ausgreifenden Gebärden oder zentralen Bildaussagen. Es gibt auch ein figurübergreifende Helldunkel, das die Figur in einen gewaltsamen Zusammenhang zum Bildganzen stellt. Das reliefierende Licht entspricht den bildflächenparallelen Aktionsräumen, in denen die Hysterische sich befindet. Keineswegs bestimmt die Abgebildete das nächste räumliche Umfeld im Sinne einer ruhigen Akkumulation gleichmäßiger räumlicher Peripherie, wie dies die Louise im Normalzustand tut. Auch

---

[244]Vgl. hierzu Disdéri (2003), S. 81.

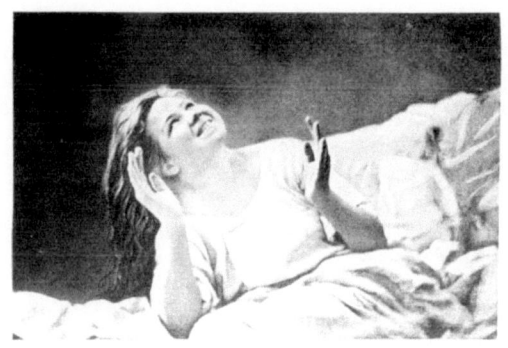

ATTITUDES PASSIONNELLES

Planche XXII

Abbildung 3.9: Régnard, Paul: *Attitudes Passionelles - Extase 1876.* Abb. aus: Iconographie (1878), Tafel XXII, konserviert an der Bibliothèque Charcot (Université Pierre et Marie Curie) - Hôpital de la Salpêtrière.

ist die Hysterikerin durch die Bildgrenzen stärker beschnitten als die Louise der Normalansicht, was ein Blick auf Tafeln 19 bis 22 zeigt. Dort, wo die Hysterikerin körperlich vollständig erfasst wird, in Tafel 23, *Extase*, bewirkt das grelle Streiflicht die Verunklärung der Körperkonturen und der Gesichtsdetails. Dieses Prinzip finden wir im *Crucifiement* in Tafel 25 wieder. Dort bezieht es sich jedoch auf den Oberkörper der Hysterikerin.

Die plastisch-voluminöse Körperdarstellung als Konstituente einer autonomen menschlichen Figur im von ihr selbst bestimmten Peripherieraum würde zudem der in jener Tafel herrschenden externen Einspannung des Menschen in die angelegte Bildgeometrie zuwiderlaufen. So stellt Régnard die Delirienbilder in einen bewussten Kontrast zur Normalansicht, was ebenfalls wieder dramatisiert, indem nachdrücklich, monumentalisierend und immer wieder auf die pathetische Pose rekurriert und durch die figurübergreifende Behandlung des Themas Gewaltanwendung dargestellt wird. Wie sehr der Geometrismus Louise in Zwang versetzt, zeigt ein Vergleich mit Tafel 36, in der eine andere Patientin namens B. ebenfalls eine Kreuzigung eingeht. Dort ist zwar das Gitter fast bildflächenparallel angeordnet, die Arme hingegen ragen gleichmäßig über die Bettränder hinaus, mithin erlangt das dargestellte Subjekt viel mehr Freiheit, sich aus den Grenzen ihres Bettes heraus mit dem Oberkörper nach oben zu bäumen. Das Haar fließt, die Konturen des Bettzeug fließen, der Blick des Fotografen konzentriert sich ganz auf ihren Oberkörper ab der Brust, die betreffende Partie dezent überstrahlt. Es ergibt sich eine fast religiöse Haltung mit dieser anderen Patientin als handelndem Subjekt. Jedenfalls ist ein solches Subjekt vorhanden. In der folgenden Extase und der Glückseligkeit der Tafeln 37 und 38 äußert sich ein selbstbestimmt handelndes Subjekt, vielleicht sogar so sehr, dass damit der unwillentlichen Selbstentäußerung des Deliriums widersprochen wird. Diese Bilder wirken unplausibel und gestellt. Indiz: die strengen Symmetrien, die Bekleidung, die tiefenmittig ausgewogene Platzierung im Bild. Louise hingegen ist in den Delirienbildern ergriffen, während sie in der Normalansicht ergreift.

Überhaupt kann man feststellen, dass der Fotograf der *Iconographie*, Paul Régnard, Eugène Disdéris

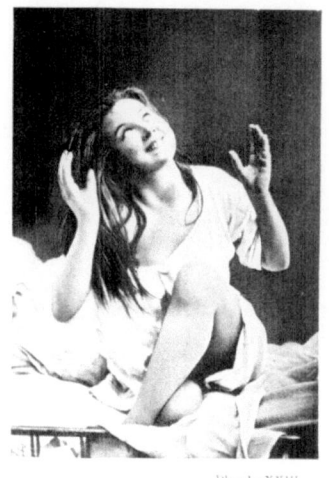

Planche XXIII

ATTITUDES PASSIONNELLES

EXTASE 1878.

Abbildung 3.10: Régnard, Paul: *Attitudes Passionelles - Extase 1878*. Abb. aus: Iconographie (1878), Tafel XXIII, konserviert an der Bibliothèque Charcot (Université Pierre et Marie Curie) - Hôpital de la Salpêtrière.

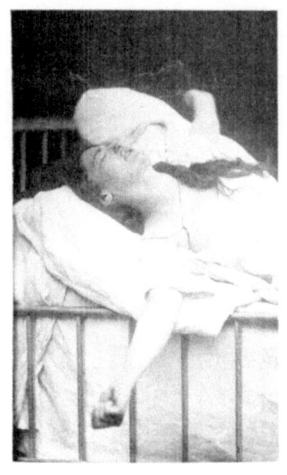

Planche XXXVI

ATTAQUE : CRUCIFIEMENT

Abbildung 3.11: Régnard, Paul: *Attaque: Crucifiement*. Abb. aus: Iconographie (1878), Tafel XXXVI, konserviert an der Bibliothèque Charcot (Université Pierre et Marie Curie) - Hôpital de la Salpêtrière.

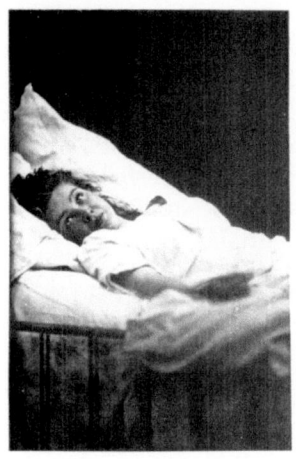

Planche XVII

TETANISME

ATTITUDE DE LA FACE

Abbildung 3.12: Régnard, Paul: *Tetanisme - Attitude de la Face.* Abb. aus: Iconographie (1878), Tafel XVII, konserviert an der Bibliothèque Charcot (Université Pierre et Marie Curie) - Hôpital de la Salpêtrière.

»intérêt dominant d'un charactère déterminé«[245] und die »unité d'intérêt dans la composition«[246]

in den elementaren und strukturellen Gestaltungsmitteln anwendet - und dies nicht nur in der Darstellung der bekleideten Louise im Normalzustand, sondern auch in der Entsprechung des Deliriums. Dass dieser Zug des intendierten Bildnisses in der Kulmination von Handlung und Aussage Folge der Wahrheitsvoraussetzung ist, wird auch hier wieder deutlich. Mithin ist von einer aktiven Bildgestaltung zu sprechen, von einer den Observationen entsprechenden Bildinszenierung, der zusätzlich durch Retuschen zu verstärktem Ausdruck verholfen wird. Der Großstruktur des Protokolls, die sich aus variabelen Konfigurationen verschiedener *attitudes*, entspricht hierbei die Bilderfolge aus Bedrohung, Appell, Liebesflehen, Erotismus, Extase. Die Folge der Bilder der *Iconographie* stellt nur eine paradigmatische Konfiguration aus Einzelbildern dar:

> »Dans une autre attaque, après la période épileptoïde et la période clonique, nous observons l'attitude du crucifiement, ... de la menace ..., l'appel, l'érotisme, la supplication amoureuse, enfin la lutte ...«[247]

Dem einzelnen Protokollabschnitt entspricht bis auf wenige Gegenbeispiele[248] das einzelne Bild. So beziehen sich die ersten Protokollpassagen auf die *Bedrohung* durch Ratten, sexuelle Annäherung und das Verhältnis zu den Eltern.[249] Dem Appell entsprechen die Passagen, in denen Louise Verschwiegenheit anmahnt und Fluchtpläne schmiedet.[250] Die *supplication amoureuse* findet sich im Werben um Emile,[251] dann folgt wieder eine Bedrohungssituation.[252] Handfeste Erotismen finden sich im Protokoll ebenfalls.[253] Die Erotismen wer-

---

[245]Disdéri (2003), S. 61.
[246]Disdéri (2003), S. 62.
[247]Iconographie (1878), S. 164.
[248]Z.B. *Extase.*
[249]Iconographie (1878), S. 147f.
[250]Vgl. Iconographie (1878), S. 148f.
[251]Vgl. Iconographie (1878), S. 149.
[252]Vgl. Iconographie (1878), S. 151.
[253]Vgl. Iconographie (1878), S. 153 und S. 163.

den jedoch durch den Protokollanten abgeschwächt, indem dieser das Delirium nacherzählt, wobei er freilich auch hier auf die unmittelbar wirkenden Elemente der zitierten direkten Rede nicht verzichten mag:

»Effroi: ›Des rats!‹ X... [Louise; d.V.] donne des coups violents à son lit. ›Cette fois il nous laissera tranquille.‹ Ensuite, elle sourit, donne des baisers, se met debout, est suppliante. ›Encore! encore!‹ Fait signe, supplie: ›Tu ne veux plus ... Je vais monter.‹ (On dirait que son amant est placé au-dessus d'elle, descend à coté d'elle, remonte, etc.)«[254]

Den internen Strukturen des Satzbaus mitsamt seiner unmittelbaren Unverbundenheit, seinen andeutenden Auslassungen sowie seinen verscheidenen, nachdrücklichen Wiederholungsfiguren - *elle sourit, donne des baisers, se met debout, est suppliante* - entspricht der Zusammenhang der das Bild konstituierenden Sachverhalte. Man vgl. die Leerstelle in Tafel 21, *Erotisme*, den gleichmäßigen Rhythmus der harten Gitterstäbe, das konfrontative Gegenüber der Halbbekleideten, vor dem die Stäbe den Betrachter schützen, das sich auf die einzige Person im Bildzentrum konzentrierende Linienspiel der Faltenkonturen. Diese Bildsprache gehorcht gemäß Disdéris Forderung nach der *unité d'intérêt* ebenso der Charakterisierung der Hysterikerin wie die literarische Darstellung Louises in den Protokollpassagen. Es liegt nahe, den kompositorischen Nachdruck der bildlichen Darstellung auf die literarische Dramatisierung des Sujets zu beziehen. Dass diese literarischen Gestaltungsmittel der Dramatisierung dienen, entspricht der thematischen Steigerung von Tetanismus, Bedrohung, Appell, Liebesflehen, Erotismus, Extasen, Halluzination, Kreuzigung, der später - aber nicht mehr damit zusammenhängend - noch weitere Zustände nachgereicht werden. Diese Steigerung über die unalltägliche Lusterfahrung hin zum übernatürlichen Erleben korrespondiert dem pathetischen Übergang vom Alltäglichen in die Sphäre des Erhabenen:

»Der pathetische Mensch ... ist bewegt von dem, was sein soll; und seine Bewegung ist gerichtet wider das Bestehende. Immer bleibt das Bestehende hinter dem zurück, was im Pathos

---

[254]Vgl. Iconographie (1878), S. 163.

bewegt. oder, von der anderen Seite aus gesehen, das Pathos ist erhaben.«[255]

3.4 Publizistische Professionalisierung

An dieser Stelle sollte auf verschiedene Aspekte der Ästhetisierung eingegangen werden. Auf die frühere Ausgabe der *Iconographie* von 1875, deren Abbildungsmaterial durchweg von solch schlechter Qualität war, dass Personen oder gar Krankheitsbilder bisweilen überhaupt nicht erkannt werden konnten. Dann muss untersucht werden, wessen geistiges Kind die positive künstlerische Entwicklung und die publizistische Professionalisierung in der 1878er Ausgabe darstellt, eine publizistische Professionalisierung, die mit Albert Londe durchaus weitergeführt wurde.

Was die frühere Ausgabe der *Iconographie* von 1875 angeht, so wurde in dieser gänzlich auf einen erläuternden oder die Symptome beschreibenden Text verzichtet. Auch wurden selten zwei oder mehrere ein und derselben Person wiedergegeben. Gerne zeigte man sitzende Frauen vor Häuserwänden; die Zahl tausender Patientinnen der Salpêtrière läßt darauf schließen, dass Anschauungsfälle reichlich vorhanden war. Ein Studio, in dem man die Patientinnen fotografierte, hatte man erst mit der Einstellung Régnards als Fotografen eingerichtet.

Durch die Angabe eines konkreten räumlichen Lokals wirken die früheren Bilder jedoch aus dem Leben gegriffen.[256] Das gilt auch für die mangelhafte Beherrschung des Kontrastumfanges der Aufnahmesituation, der sich im Medium des Kollodiumnassverfahrens unvermittelt artikuliert, auch wenn resultierende Effekte der Überstrahlung in ästhetischer Hinsicht schon seit Jahren bekannt waren.[257] Vielleicht entsprach die figurbezogene Zerstörungskraft der unvollkommenen fotografischen Technik auch den wüsten Eindrücken des Krieges von

---

[255]Staiger (1961), S. 151.

[256]Vgl. Martinez / Scheffel (1999), S. 50.

[257]Vgl. Daumier, Honoré: Wäscherin. Um 1863, Öl auf Leinwand, 49 x 33,5 cm, Musée d'Orsay, Paris.

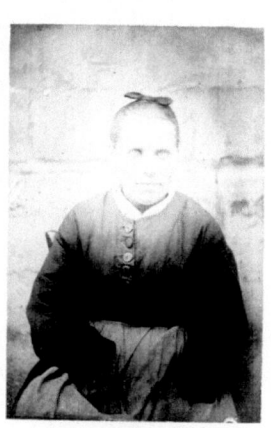

Abbildung 3.13: N.N.: *Patientin vor Mauer*. Abb. aus: Iconographie (1875), konserviert an der Bibliothèque Charcot (Université Pierre et Marie Curie) - Hôpital de la Salpêtrière.

1870-1871.[258] Was erschreckt, ist die Schonungslosigkeit der Abbildungen, die Menschen in höchster psychisch-körperlicher Pein zeigen. Frivolitäten oder ambivalent-erotistische Darstellungen, zudem von künstlerischer Hand vorbereitet, gibt es da nicht. Es stellt sich hier sogar die Frage, ob eine Pseudotypologie physiognomischer Ausprägungen einer *epileptischen Demenz*,[259] überhaupt Sinn macht, zumal gerade die erst später wirksame künstlerische Hand die inneren Erlebnisse adäquat ins rechte FotografierLicht zu rücken vermag. Und: die Aufnahmen sind teilweise so undeutlich, dass gerade keine Physiognomie zu erkennen ist.

Zwar nutzt der Fotograf zur Zusammenstellung der Fallbeispiele zu den hysteroepileptischen Attacken auch hier schon die Normalansicht und dann Bilder der betreffenden Person im Bett. Jedoch versucht er keine künstlerisch durchgestaltete Gegenüberstellung. Das bedeutet, dass in der Normalansicht der jeweiligen Frauen keine individuelle Selbstbestimmung vorliegt, wie das bei Louise bemerkt wurde. Die verkleinerten Bildausschnitt bewirken konzentrierende Fernsicht, lassen die räumlichen Anstände sich verdichten. Der Umraum wird ausgeklammert. Abbildungszweck ist die protokollarische Registrierung von Gesichtszügen. Nicht der Eindruck aufgeweckter junger Frauen. Deshalb fehlt den abgebildeten Frauen auch die Natürlichkeit der Personenabbildung. Die Aufnahmesituation wird stets mitthematisiert. Man sieht im noch experimentellen Ausloten der fotografischen Möglichkeiten fragende Blicke an der Kamera vorbei, die sich auf das anwesende Aufnahmepersonal beziehen. Schwestern, die direkt in die Kamera blicken, assistieren bei den Normalaufnahmen. Geistesabwesende Brechungen im Blickkontakt betonen die frontale Ausrichtungssituation des Oberkörpers zum Aufnahmeobjektiv.

Starr positioniert wirken Normalansichten, in denen die Frau von der Seite gezeigt wird, in denen sie aber mit dem Oberkörper und dem Kopf an einem Baumstamm in eine gleiche Richtung, jedoch nicht zur

---

[258]Neben den Fotografien Eugène Disdéris aus dem Deutsch-Französischen Krieg von 1870-1871 wären da beispielsweise auch zu nennen: Clairin, Georges: Der Brand der Tuilerien. 1871, Öl auf Leinwand, 48 x 79 cm, Musée d'Orsay, Paris, oder: de Neuville, Alphonse: Der Friedhof von St. Privat. 1870, Öl auf Leinwand, 235,5 x 341 cm, Musée D'Orsay, Paris, allerdings erst zum Salon von 1881 gezeigt.

[259]Vgl. Iconographie (1878), S. 82ff

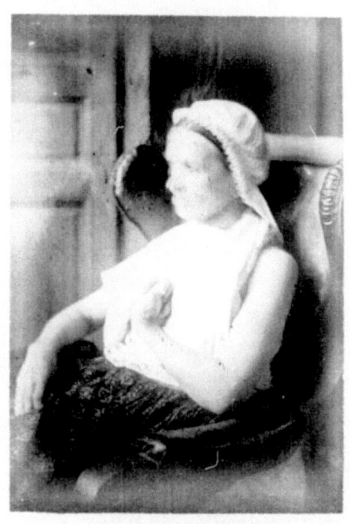

Abbildung 3.14: N.N.: *Patientin in Lehnstuhl*. Abb. aus: Iconographie (1875), konserviert an der Bibliothèque Charcot (Université Pierre et Marie Curie) - Hôpital de la Salpêtrière.

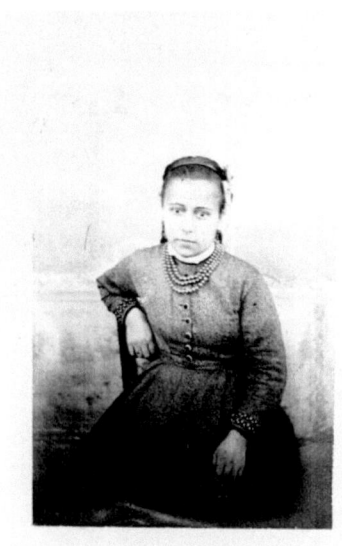

Abbildung 3.15: N.N.: *Patientin auf Stuhl.* Abb. aus: Iconographie (1875), konserviert an der Bibliothèque Charcot (Université Pierre et Marie Curie) - Hôpital de la Salpêtrière.

Kamera schauen. Dass der Kopf sich hierbei vom Baumstamm abhebt, betont die willentliche Kraftaufwendung zur Einnahme dieser Pose. Demgegenüber scheint Louise in der Normalansicht geradezu ungezwungen. Und selbst dort, wo vergleichbar zu Louise ein Kniestück gebracht wird, besitzt die Pose der Abgebildeten Vergänglichkeit: eine Abbildung zeigt die entsprechende junge Frau mit angewinkeltem rechten Arm auf der Stuhllehne, als ob sie sich gleich erheben würde und wegginge. So beugt sie auch den Oberkörper nach vorne in Richtung Kamera, was ihrer Haltung Ruhelosigkeit verleiht. Fast senkrecht hängen ihr linker Arm und der vordere Rockschoß herab, wodurch Oberkörper und Rock eine senkrechte Front zum Fotografen bilden. In den Normalansichten geht es der *Iconographie* von 1875 lediglich darum, die betreffenden Frauen zu registrieren, nicht jedoch im Rückgriff auf künstlerische Gestaltungsmittel Figurencharakterisierungen vorzunehmen.

Dies gilt genauso für die Darstellung der hysteroepileptischen Phasen. In zwei Abbildungen liegt die betreffende Frau auf dem dreckigen Boden eines Hauseinganges. Kein übergeordnetes Faltenspiel verdeutlicht die Gewalteinwirkung, der das Subjekt unterworfen ist. Von einer Lichtführung ist im diffusen Pariser Sonnenlicht des freien Tages kaum zu sprechen. Eine andere Frau wird, den Oberkörper zur besseren Demonstration des medizinischen Sachverhaltes, im Lehnstuhl gezeigt. Zu erkennen ist wenig, aufgrund von Überstrahlungen und Bewegungsunschärfen. Dass sie ihre noch ihre Haube trägt, verleiht der Situation eine unfreiwillige Komik, ebenso der ernsthaft wirkende lederne Ohrensessel und die Täfelung der hohen Zimmertür, die mit dem Lehnstuhl auf ein der medizinischen Behandlung eher fremdes Lokal, vielleicht ein Büro, hinweist.

Zu den Aufnahmen hysterischer Attacken im Bett werden zwar lange Brennweiten bzw. Bildausschnitte benutzt, die eine räumliche Nähe und Konzentration erzeugen. Aber der Aufnahmestandpunkt befindet sich erhöht über dem Bett. Damit wird die medizinische Perspektive eingenommen, die den vor ihr liegenden Fall aus der Höhe des Arztes untersucht. Keineswegs wird der Betrachter mit ins Bett genommen, wie das in der Darstellung der Delirien Louises geschieht.

Durch die lange Brennweite aber ergeben sich noch zwei andere Effekte. Zum einen stellt sich eine geringere Tiefenschärfe ein, was dazu

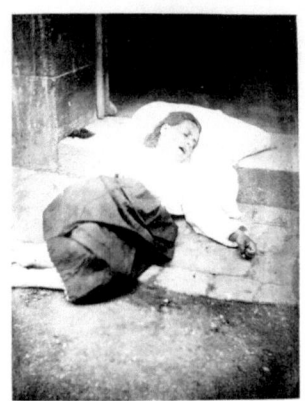

Abbildung 3.16: N.N.: *Patientin auf Eingangsschwelle*. Abb. aus: Iconographie (1875), konserviert an der Bibliothèque Charcot (Université
Pierre et Marie Curie) - Hôpital de la Salpêtrière.

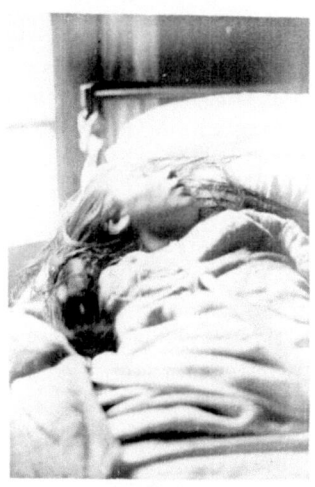

Abbildung 3.17: N.N.: *Patientin im Krankenbett*. Abb. aus: Iconographie (1875), konserviert an der Bibliothèque Charcot (Université Pierre et Marie Curie) - Hôpital de la Salpêtrière.

führt, dass räumlich vor und hinter der Person liegende Faltenberge bzw. Konturen nicht mehr in die Bildgestaltung einbezogen werden können, wodurch eine ausschließliche Konzentration auf den Gesichtsausdruck erfolgt, ähnlich der rein protokollarischen Abarbeitung der Normalphysiognomien. Zum anderen aber gerät der Fotograf durch die lange Brennweite an großformatigen Kameras innerhalb der Krankensäle schnell in den Makrobereich, wodurch sich zusätzlich zur geringeren Lichtstärke der langbrennweitigen Objektive längere Belichtungszeiten ergeben. Das drückt sich freilich in Bewegungsunschärfen aus. Da die Bewegungsunschärfen nicht direktional sind, somit also nicht als kontrollierte Bewegungssymbole im Sinne Londes dienen können, ist davon auszugehen, dass der betreffende Fotograf in diesen frühen Aufnahmen noch nicht die Beherrschung des Mediums zeigt, die der 1878er Ausgabe eignet.

Bourneville beschreibt dies 1877 selbst, dass man ursprünglich auf einen externen Fotografen zurückgreifen musste, dass man nun aber über einen hausinternen Fotografen verfügt, der ab 1875 mit den Kranken beschäftigt ist:

»... durant notre collaboration à la Revue photographique, nous eûmes la pensée de faire photographier les malades épileptiques et hystériques, qu'une fréquentation assidue des services spéciaux de la Salpêtrière nous permettait de voir fréquemment tandis qu'elles étaient en attaques. Obligé de recourir à un photographe du dehors, nos premières tentatives fûrent peu fructueuses: souvent, lorsque l'operateur arrivait, tout était fini. Pour réaliser le but que nous poursuivions, ce qu'il fallait avoir sous la main, à la Salpêtrière même, c'était un homme qui connût la photographie et fût assez dévoué pour etre prêt, chaque fois que les circonstances l'exigeraient, à reponder à notre appel ...«[260]

Die Ausgabe von 1877 zeigt auch, dass das Bildmaterial der 1875er-Edition auf Régnard zurückzuführen ist. Sehr wahrscheinlich hat Régnard in den Jahren 1875 bis 1878 die fachtechnischen Kenntnisse erworben, die zur Erreichung der künstlerisch kompetenten Bildwir-

---

[260]Iconographie (1877), Vorwort S. III-IV.

kungen in den Fotos von Louise nötig waren. Und: erst zur 1878er-Ausgabe konnte auf das eigens für fotografische Aufnahmen errichtete Atelier zurückgegriffen werden.[261]

Ähnlich verhält es sich mit der sprachlichen Gestaltung der *Iconographie*. In der 1875er Ausgabe herrschen Bilder vor. In der 1877er Ausgabe werden bereits Fälle beschrieben, die an einzelnen Personen und deren Schicksalen (Stichwort *Urszene*) festgemacht werden. Mit dieser Steigerung in der Personalisierung fließen auch Protokolle der Delirien in die Beschreibung ein. Allerdings erfolgt bis auf die Benutzung von Anführungszeichen keine weitere typografisch sichtbare Trennung in Protokoll und Figurenrede. Die Auslassungen in der Wiedergabe der Äußerungen im Delirien dienen lediglich dazu, den protokollarischen Erzählfluss zu sichern und allzu lange Abschweifungen in die Figurenrede zu vermeiden. Auch übernimmt der Protokollant den sprachlichen Ausdruck der betreffenden Personen nicht, sondern versucht, die jeweiligen Äußerungen der Hysterikerin zusammenzufassen:

> »Mais le fond du délire est le même: ses discours roulent sans cesse sur les événements les plus frappants de son existence et qui sont à l'état normal, l'objet de ses préoccupations; parfois aussi, sur les discussions, les querelles qu'elle a eues soit avec ses compagnes, soit avec les personnes du service, médecin ou employées.«[262]

Genau dieser Punkt liefert die wichtigste Erkenntnis zur Ausgabe von 1878, zum Grad der narrativen Durchdringung des Stoffes in seinen Ausformulierungen in Bildern und Texten, zu den strukturellen Entsprechungen zwischen beiden künstlerischen Ansätzen. Nicht nur, dass in der literarischen und in der bildlichen Darstellung der Fälle die Kohärenz eines erzählten Sinnzusammenhanges angestrebt wird, wie lediglich 1877. Nein, im Jahr 1878 verfährt die Darstellung hysterischer Handlungen nachahmend, in bild- und textkünstlerischen Gestaltungsformen, die den Handlungsweisen der Patientinnen entsprechen. 1877 noch lesen wir bloße Beschreibungen der Delirien. 1878

---

[261] Vgl. Iconographie (1878), Vorwort, S. II.
[262] Iconographie (1877), S. 69.

aber korrespondiert der hysterischen, der deliranten Louise die Exaltation der Protokolle. Und die Mitnahme des Betrachters ins Patientinnenbett entspricht der erotischen Appetenz der hysterischen Frau.

Dass die publizistische Professionalisierung eher Bourneville und Régnard, weniger aber Charcot zu schulden ist, lässt sich ableiten aus den Ausführungen von Gladys Swain in ihrem Aufsatz *L'appropriation neurologique de l'hystérie*, der 1997 veröffentlicht wurde.[263] In diesem weist sie auf die rege Publikationstätigkeit Bournevilles hin[264] und betont die Arbeitsteilung zwischen ihm und seinem Chef Charcot, der

> »reduit les cas à leur expression la plus rammassée, aiguë, centrée sur l'essentielle.«[265]

Dagegen wendet sich Bourneville den eigentlichen Fällen zu und ihrer Geschichte, was an einen ganzheitlichen Ansatz denken lässt, im Vergleich zur lediglich neuropathologischen Schau Charcots auf die äußere Erscheinung der Krankheit.

> »S'agit-il chez Bourneville d'une orientation psychologique? Ou d'une variante d'un positivisme tourné vers l'observation totale d'une maladie désormais comprise dans le cours d'un développement qui s'étend à l'existence entière?«[266]

Jedenfalls bemerkt Swain zur *reichhaltigen Fülle* der Details, die, wie wir sahen, durchaus angenommen werden kann, dass

> »Bourneville ... était peut-etre préparé à ce style de travail par son expérience d'aliéniste«,[267]

die er in die Arbeit an der Salpêtrière einfließen ließ, womit er sich den Fällen eher psychiatrisch denn neuropathologisch näherte. Und hier wird ein interessantes Anliegen deutlich: Bourneville versuchte, den hysterischen Patientinnen die auslösenden Konflikte in nichthysterischen Normalphasen zu vermitteln, als Teil eines therapeutischen

---

[263] In Gauchet / Swain (1997).
[264] Gauchet / Swain (1997), S. 61.
[265] Gauchet / Swain (1997), S. 62
[266] Gauchet / Swain (1997), S. 63.
[267] Gauchet / Swain (1997), S. 63.

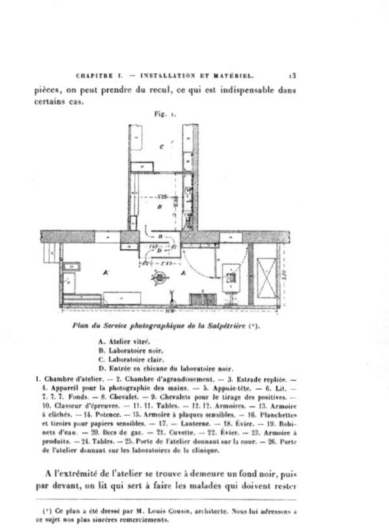

Abbildung 3.18: N.N.: *Plan du Service photographique de la Salpêtriè-re - Das Atelier von Régnards Nachfolger Albert Londe*. Abb. aus: Londe (1893), S.13, konserviert an der Bibliothèque Charcot (Université Pierre et Marie Curie) - Hôpital de la Salpêtrière.

Ansatzes zur Lösung der verursachenden biografischen Problemstellungen.[268]

Hierin zeigt sich die Analogie zur künstlerischen Vermittlung mit Hilfe der refigurativen Nachahmung[269] gegenüber dem Leser. Diesem wird die in den Delirien manifeste Figurenrede in stilistisch nachempfundener Ästhetisierung kommuniziert. Kunst ist hier ein Mittel zur Hervorrufung von Evidenzerlebnissen beim Leser bzw. Betrachter, was die Fotografien angeht. Die künstlerische Strukturierung in der Darstellung von Sachverhalten ist nun aber eine gerichtete Tätigkeit, die erst beim Zuschauer oder beim Leser ihren Abschluss findet.[270]

Wenn Gladys Swain auch nicht dem spezifisch künstlerischen Vorgehen der beiden Autoren der *Iconographie* - Rechnung trägt, so kann sie doch angesichts der eher analytisch-abstrahierenden, sich zu großen Wortschöpfungen aufschwingenden Geistestätigkeit Charcots den methodischen Vorsprung Bournevilles - und damit auch Régnards - betonen:

»D'une certaine façon, au vu de ces éléments, Bourneville pourrait paraître en avance sur son maître Charcot et se poser dès 1876-1878 des questions qu'onme ne verra Charcot aborder qu'á partir de 1882, avec les premières leçons sur l'hystérie traumatique, et ne traiter pleinement qu'à la toute fin de sa vie la question du psychique et d'une hystérie toute'mentale' viendra au premier plan«,[271]

wenngleich dieser Sachverhalt nicht aus heutiger Sicht nicht zu stark gewertet werden sollte, weil Bournevilles Therapiekonzept des Konfliktwiederauflebens - die *reviviscence* - aus Sicht der Psychologiegeschichte durchaus archaisch und konfus sei.[272]

---

[268]Vgl. Gauchet / Swain (1997), S. 64.

[269]Vgl. Ricoeur (1988), Bd. 1, S. 82.

[270]Ricoeur (1988), Bd. 1, S. 82. Vgl auch die Auffassung Ricoeurs, dass die eigentliche Nachahmung mit Hilfe der Textkonfiguration zwischen der Vorgestaltung - *préfiguration* - des praktischen Feldes der durch Handlungen gekennzeichneten Lebenswirklichkeit und der Neugestaltung *refiguration* in der Rezeption des Werkes vermittelt, Ricoeur (1988), Bd. 1, S. 88.

[271]Gauchet / Swain (1997), S. 65.

[272]Vgl. Gauchet / Swain (1997), S. 65.

Hinsichtlich der wissenschaftspropagandistischen Methode allerdings - das wurde hoffentlich deutlich - ist Bournevilles Leistung - und die Régnards - keineswegs zu unterschätzen. Die Methode der *reviviscence* findet in der künstlerischen Textkonfiguration und der Refiguration im Leser bzw. Betrachter der Bilder durchaus ihre Entsprechung.

Kapitel 4

Literatur

1. Adams, Ansel: Das Negativ. München, 1982.

2. Aristoteles: Poetik. Stuttgart, 1982.

3. Aristoteles: Nikomachische Ethik. Stuttgart, 1983.

4. Arnold, Heinz Ludwig; Sinemus, Volker (Hrsg.): Grundzüge der Literatur- und Sprachwissenschaft. Band 1: Literaturwissenschaft. München, 1992.

5. Bannour, Wanda: Jean-Martin Charcot et l'hystérie. Paris, 1992.

6. Bernard, Claude: Introduction à l'étude de la médecine expérimentale. Paris, 1865.

7. Bernard, Denis; Gunthert, André: L'instant revé. Albert Londe. Nîmes, 1993.

8. Bernheim, Hippolyte: Hypnotisme et suggestion: Doctrine de la Salpêtrière et doctrine de Nancy. -in: Le Temps, 29.01.1891.

9. Blanquart-Evrard, Louis-Desirée: Intervention de l'art dans la photographie. Lille, 1863.

10. Böhler, Michael: Der »neue« Zürcher Literaturstreit. Bilanz nach 20 Jahren. -in: Schöne, Albrecht (Hrsg.): Kontroversen, alte und neue. Bd 2. Tübingen, 1986, S. 252ff.

11. Bourneville, Désiré Magloire; Régnard, Paul: Iconographie Photographique de la Salpêtrière. Paris, 1875.

12. Bourneville, Désiré Magloire; Régnard, Paul: Iconographie Photographique de la Salpêtrière. Paris, 1877.

13. Bourneville, Désiré Magloire; Régnard, Paul: Iconographie Photographique de la Salpêtrière. Paris, 1878.

14. Bourneville, Désiré Magloire; Régnard, Paul: Iconographie Photographique de la Salpêtrière. Paris, 1879.

15. Bourneville, Désiré Magloire; Régnard, Paul: Iconographie Photographique de la Salpêtrière. Paris, 1880.

16. Busch, Bernd: Belichtete Welt. Eine Wahrnehmungsgeschichte der Fotografie. Frankfurt, 1995.

17. Carrez, Jean-Pierre: Femmes opprimées à la Salpêtrière. Paris, 2005.

18. De la Blanchère, Henri: L'art du photographie comprenant les procédés complets sur papier et sur glace négatifs et positifs. Paris, 1859.

19. De la Tourette, Gilles; Brutus, Georges Albert Édouard: Traité clinique et thérapeutique de l'hystérie d'après l'enseignement de la Salpêtrière. Préface de Jean-Martin Charcot. Paris, 1891ff.

20. Delahaye, A. (Hrsg.): Revue Photographique des hôpitaux de Paris. Paris, 1869-1872.

21. Didi-Huberman, Georges: Erfindung der Hysterie. Die photographische Klinik von Jean-Martin Charcot. München, 1997.

22. Didi-Huberman, Georges: Invention de l'hystérie. Charcot et l'Iconographie photographique de la Salpêtrière. Paris, 1982.

23. Disdéri, André Adolphe Eugène: L'Art de la Photographie. Paris, 1862.

24. Disdéri, Eugène: Essai sur l'art de la photographie. Anglet, 2003.

25. Ebert, Theodor: Praxis und Poesis. Zu einer handlungstheoretischen Unterscheidung des Aristoteles. -in: Zeitschrift für philosophische Forschung. Bd. 30, 1979. S. 12-30.

26. Feininger, Andreas: Große Fotolehre. München, 2001.

27. Fischer-Piel, Peter: Das Zonensystem in der Schwarzweiss- und Farbfotografie. Berlin, 1986.

28. Gauchet, Marcel; Swain, Gladys: Le vrai Charcot: les chemins imprévus de l'inconscient. Paris, 1997.

29. Guillain, G.: Jean-Martin Charcot (1825-1893). Sa vie, son oeuvre. Paris, 1955.

30. Heidegger, Martin: Sein und Zeit. Tübingen, 1927.

31. Jaeckle, Erwin: Der Zürcher Literaturschock. München, 1968.

32. Jurgensen, Manfred: Deutsche Literaturtheorie der Gegenwart. München, 1973.

33. Kaemmerling, Ekkehard (Hrsg.) Ikonographie und Ikonologie. Theorien - Entwicklung - Probleme. -in: Bildende Kunst als Zeihensystem. Bd. 1. Köln, 1994.

34. Kaiser, Gerhard: »... ein männliches, aus tiefer Not gesungenes Kirchenlied ...« : Emil Staiger und der Zürcher Literaturstreit. - in: Mitteilungen des Deutschen Germanisten-Verbandes 47, 2000, Heft 4, S. 382–394.

35. Kupfer, Christian; Monse, Hanns Rolf; Neumann, Alfred (Hrsg.): Fotokino-Lexikon. Leipzig, 1964.

36. Lämmert, E.: Bauformen des Erzählens. Stuttgart, 1967.

37. Le Bozec, Yves (Hrsg.): Le vrai et le vraisemblance. Rhétorique et poétique. Lille, 2005.

38. Leake, Roy E.; Leake, David B., Leake, Alice Elder (Hrsg.): Concordance des essais de Montaigne. - in Traveaux d'humanisme et renaissance. Nr. 187. 2 Bde. Genf, 1981.

39. Lécourt: Edith: Découvrir la psychanalyse. Paris, 2006.

40. Lexikon der Naturwissenschaftler. Berlin, Oxford, 1996.

41. Londe, Albert: La Photographie Médicale. Paris, 1893.

42. Londe, Albert: Le service photographique de la Salpêtrière. -in: Archives d'éléctricité médicale, expérimentales et cliniques. Bordeaux, Juni 1899.

43. Londe, Albert: Traité pratique de radiographie et de radioscope: technique et applications médicales. Paris 1898.

44. Losserand, J.: Épilepsie et hystérie. Contribution à l'histoire des maladies. -in: Revue française de psychanalyse. XLII, Nr. 3, S. 411-438.

45. Marey, Etienne-Jules: Emploi de la photographie instantanée pour l'analyse des mouvements chez les animaux . -in: Comptes rendus hebdomadaires des séances de l'Académie des Sciences, 1882, 94, S. 1013-1020.

46. Marey, Etienne-Jules: La méthode graphique dans les sciences expérimentales et principalement en physiologie et en médecine. Deuxième tirage augmenté d'un supplément sur le développement de la méthode graphique par la photographie. Paris, 1885.

47. Marey, Etienne-Jules: La photographie du mouvement. -in: La nature: revue des sciences et de leurs applications aux arts et à l'industrie, 22.07.1882, S. 115-116.

48. Marey, Etienne-Jules: Photographies instantanées d'oiseaux au vol. -in: Comptes rendus hebdomadaires des séances de l'Académie des Sciences, 1882,94: S. 823.

49. Marey, Etienne-Jules: Sur la reproduction par la photographie des diverses phases du vol des oiseaux. -in: Comptes rendus hebdomadaires des séances de l'Académie des Sciences, 1882, 94, S. 683-684.

50. Markus, György: Praxis und Poesis. Eine fragwürdige Aristoteles-Renaissance. -in: Althaus, Gabriele; Staeuble, Irmingard (Hrg.): Streitbare Philosophie. Margherita von Brentano zum 65. Geburtstag. 1988. S. 71-92.

51. Marmin, Nicolas: Métapsychique et psychologie en France (1880-1940). -in: Revue d'histoire des Sciences Humaines. Nr. 4, 2001, S. 141-171.

52. Martinez. Matias; Scheffel, Michael: Einführung in die Erzähltheorie. München, 1999.

53. Mayer & Pierson: La photographie considérée comme art et comme industrie, histoire de sa découverte, ses progrès, ses applications - son avenir. Paris, 1862.

54. Meid, Volker (Hrsg.): Sachlexikon Literatur. München, 1993.

55. Meige, Henri: Charcot artiste. Paris, 1925.

56. Miethe, Adolf: Grundzüge der Photographie. Halle a.d. Saale, 1893.

57. Miethe, Adolf: Lehrbuch der praktischen Photographie. Halle a.d. Saale, 1896.

58. Mißelbeck, Reinhold: Prestel-Lexikon der Fotografen. München, 2002.

59. Naunyn, Bernhard: Jean Martin Charcot. Leipzig, 1893.

60. Nicolas, Serge: L'hypnose: Charcot face à Bernheim: l'école de la Salpêtrière face à l'école de Nancy. Paris, 2004.

61. Nietzsche, Friedrich: Unzeitgemässe Betrachtungen IV: Richard Wagner in Bayreuth. -in: Colli, Giorgio; Montinari, Mazzino (Hrsg.): Friedrich Nietzsche: Sämtliche Werke. Kritische Studienausgabe in 15 Einzelbänden. München, 1988, S. 429-510.

62. Pichot: P.: Zum »Mythos Pinel« . -in: Der Nervenarzt. DB 73, Nr. 3, März 2002, S 301-302.

63. Pinel, Philippe: La médecine clinique rendue plus précise et plus exacte par l'application de l'analyse: recueil et résultat d'observations sur les maladies aigües, faites à la Salpêtrière. Paris, 1804.

64. Pinel, Philippe: La Nosographie philosophique ou méthode d'analyse appliquée à la médecine. 2 Bde. Paris, 1798.

65. Pinel, Philippe: Traité médico-philosophique sur l'aliénation mentale, ou La manie. Paris, 1801.

66. Régnard, Paul: Notice sur les titres et travaux scientifiques de M. Le Dr Paul Regnard. Coulommiers : Brodard et Gallois, 1892.

67. Rey-Debove, Josette; Rey, Alain (Hrg.): Le nouveau Petit Robert. Paris, 1993.

68. Richer, Paul: Études cliniques sur la grande hystérie ou hystéro-épilepsie. Paris, 1885.

69. Rickes, Joachim (Hrsg.): Emil Staiger und »Die Kunst der Interpretation« heute. Bern, 2007.

70. Ricoeur, Paul: Zeit und Erzählung. 3 Bde. München, 1988.

71. Rouillé, André: La photographie. Entre document et art contemporain. Paris, 2005.

72. Schweizer, Herbert: Zur Logik der Praxis. Die geschichtlichen Implikationen und die hermeneutische Reichweite der praktischen Philosophie des Aristoteles. Freiburg, München, 1971.

73. Sowinski, Bernhard: Stilistik. Stiltheorien und Stilanalysen. Stuttgart, 1991.

74. Sprache im technischen Zeitalter 22, 1967.

75. Staiger, Emil: Grundbegriffe der Poetik. Zürich, 1961.

76. Stiegler, Bernd: Philologie des Auges - Die fotografische Entdeckung der Welt im 19. Jahrhundert. München, 2001.

77. Thuillier, Jean: Monsieur Charcot de la Salpêtrière. Paris, 1993.

78. Zakia, Richard; Lorenz, Peter; White, Minor: The New Zone System Manual. New York, 1979.

Abbildungsverzeichnis